探秘百科

人体揭秘（下）

崔钟雷　主编

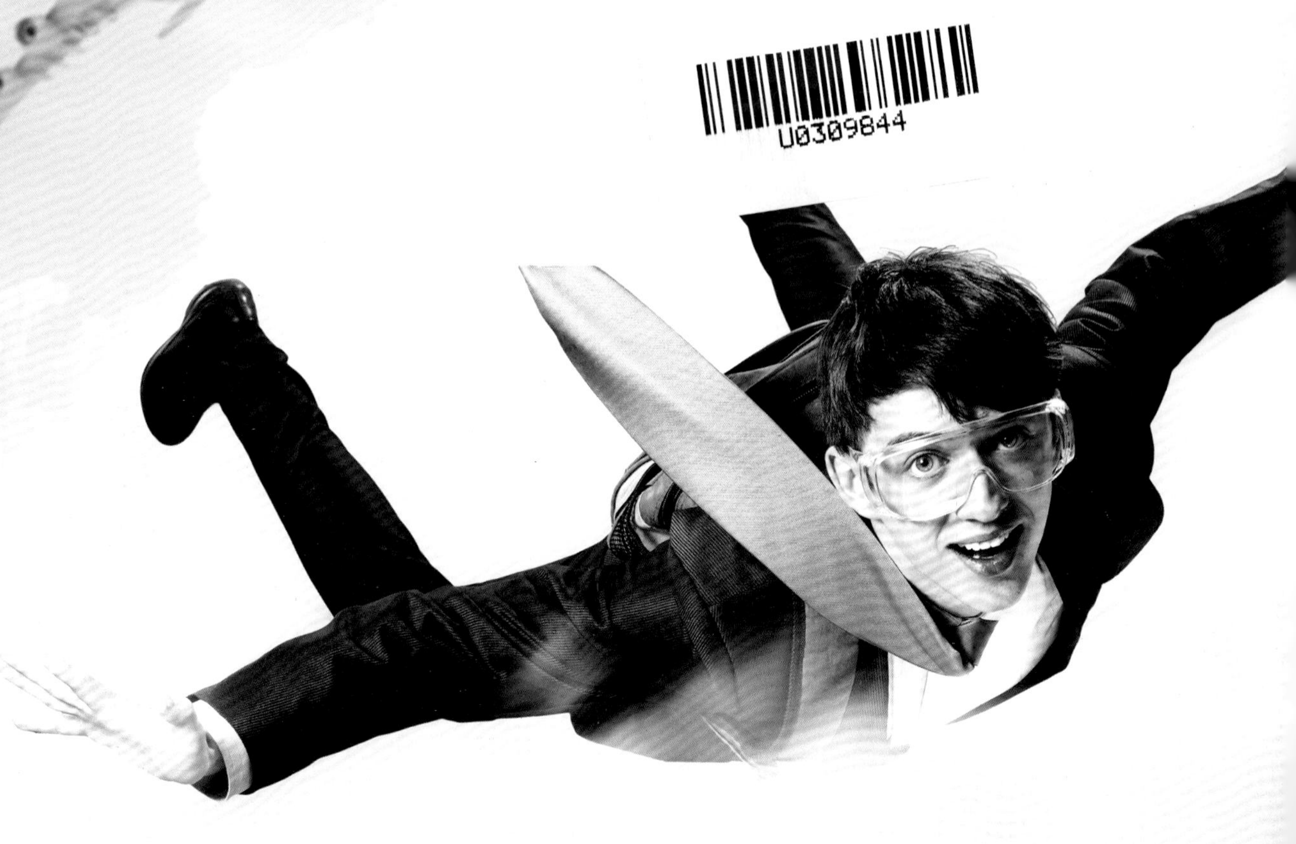

黑龙江美术出版社

图书在版编目(CIP)数据

探秘百科. 人体揭秘. 下 / 崔钟雷编. -- 哈尔滨：黑龙江美术出版社，2016.11
ISBN 978-7-5318-9604-3

Ⅰ. ①探… Ⅱ. ①崔… Ⅲ. ①科学知识 - 儿童读物②人体 - 儿童读物 Ⅳ. ①Z228.1②R32-49

中国版本图书馆 CIP 数据核字（2016）第 291211 号

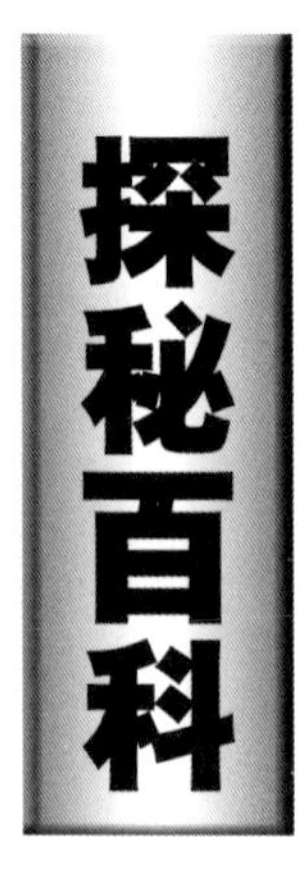

书　　名 / 探秘百科　人体揭秘(下)

主　　编 / 崔钟雷
策　　划 / 钟　雷
副 主 编 / 王丽萍　姜丽婷　张文光
责任编辑 / 林宏海
装帧设计 / 稻草人工作室
出版发行 / 黑龙江美术出版社
地　　址 / 哈尔滨市道里区安定街 225 号
邮政编码 / 150016
编辑版权热线 /（0451）55174988
销售热线 / 4000456703　（0451）55183001
网　　址 / www.hljmscbs.com
经　　销 / 全国新华书店
印　　刷 / 深圳市永利达印刷有限公司
开　　本 / 787mm × 1092mm　1/16
印　　张 / 6
字　　数 / 160 千字
版　　次 / 2016 年 11 月第 1 版
印　　次 / 2016 年 12 月第 1 次印刷
书　　号 / ISBN 978-7-5318-9604-3
定　　价 / 19.80 元

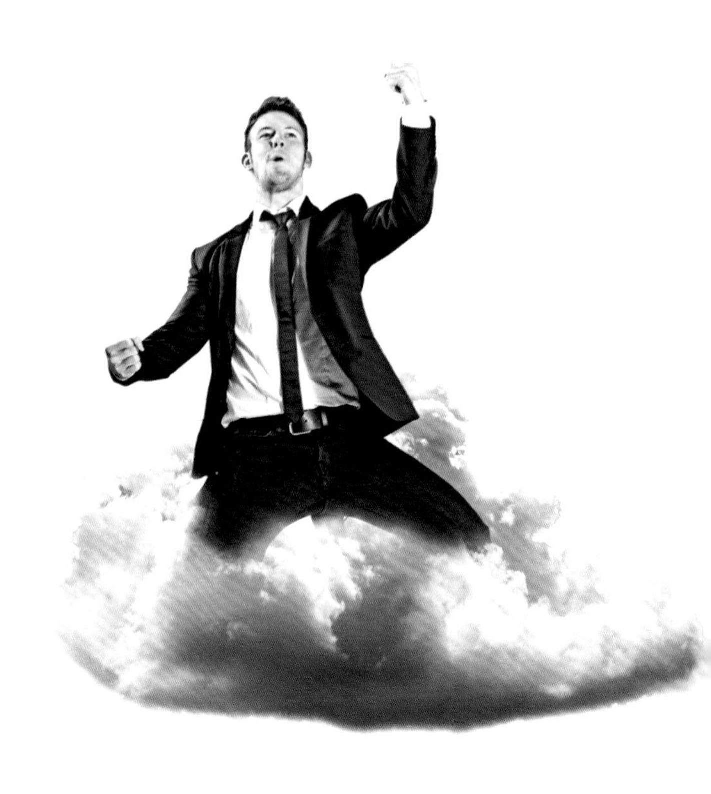

TANMIBAIKE

FOREWORD 前言

收获无限，尽在探秘百科！

探秘的乐趣在于发现未知和启迪智慧，更重要的是，探秘让人类对自身和周围的世界有更深入的了解。在孩子们的眼中，世界充满了神秘，强烈的好奇心让他们渴望知识、渴望探秘。

书籍是孩子们认识世界的有效手段。通过书籍，孩子们可以了解过去、通晓现在、展望未来。为了能让孩子们在知识的海洋中尽情遨游，我们精心编写了这套《探秘百科》丛书。本套丛书图片精美、文字通俗易懂，融知识性和趣味性于一体，让孩子们真正体验快乐阅读的真谛。

一本好书会成为孩子们的良师益友，更是他们的无价之宝。愿本套丛书能唤起孩子们心中的智慧明灯，带领他们踏上知识的殿堂，激励他们用自己的双手绘制出绚烂的蓝图。

编 者

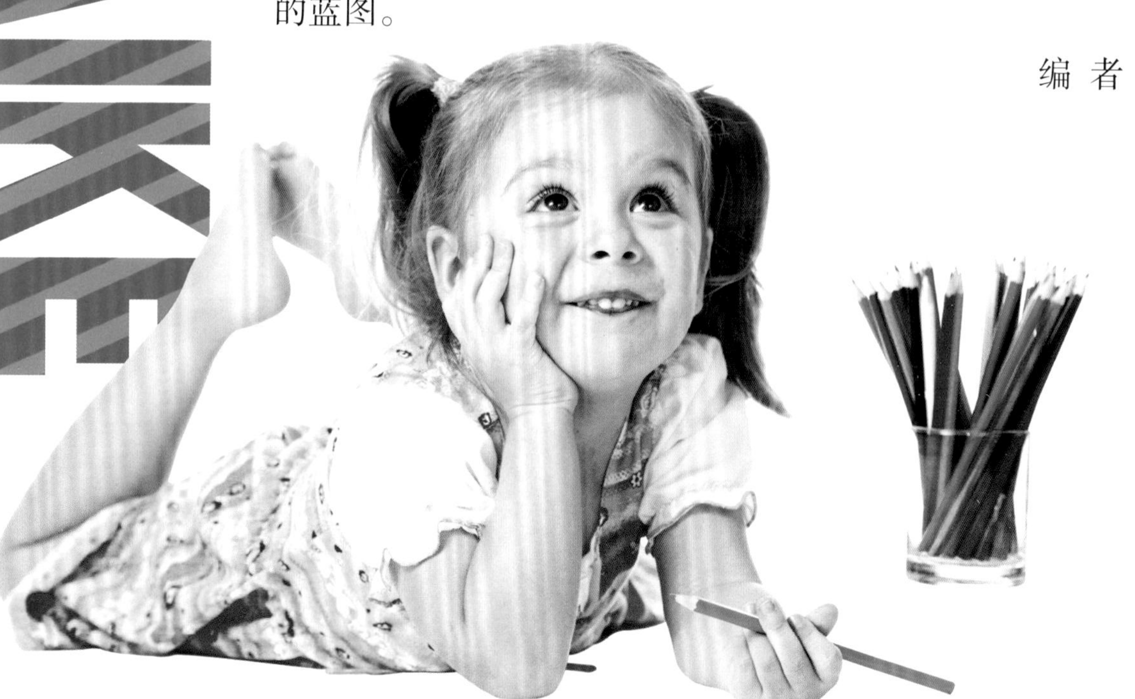

目录 CONTENTS

惊奇无限的发现之旅，从这里开始！

奇妙的生理现象

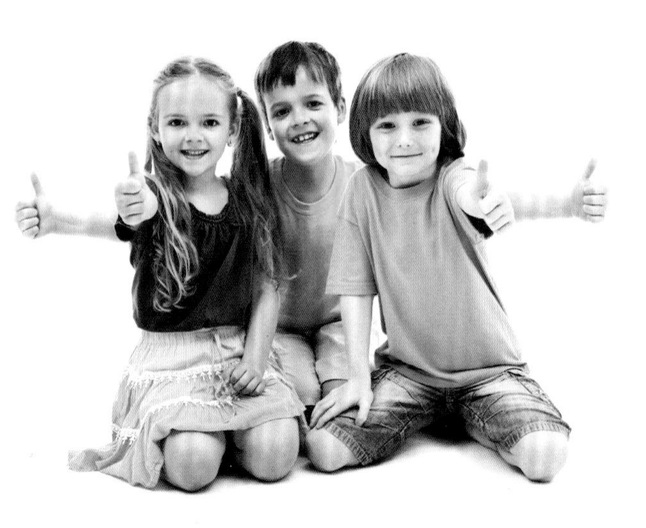

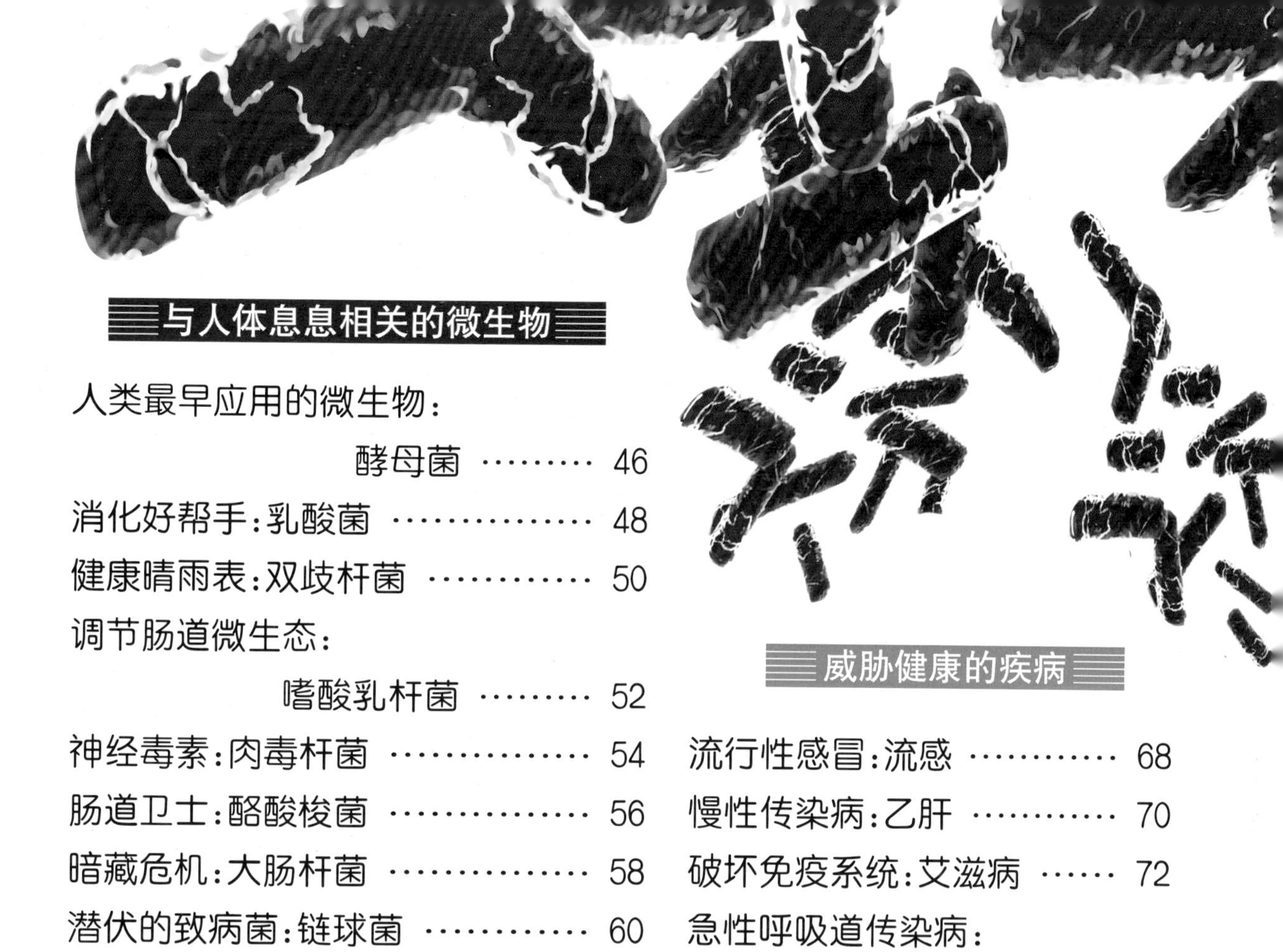

与人体息息相关的微生物

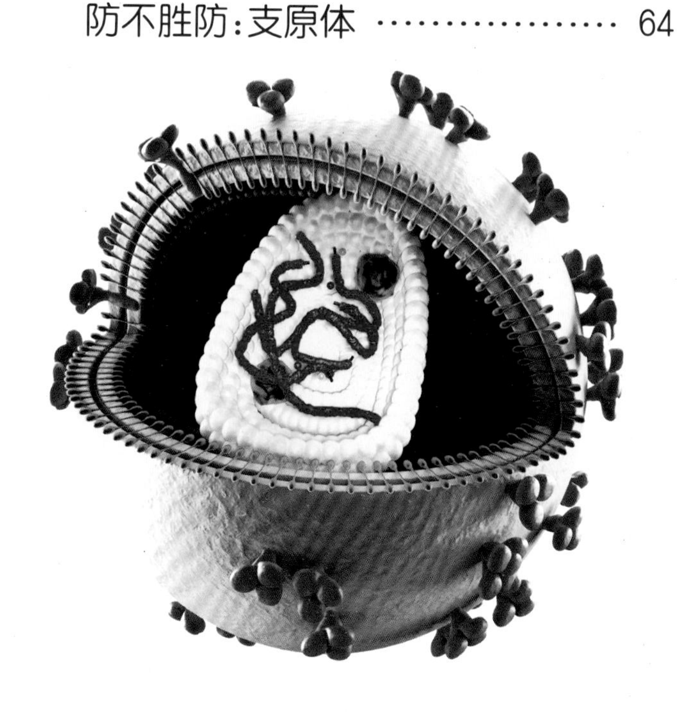

威胁健康的疾病

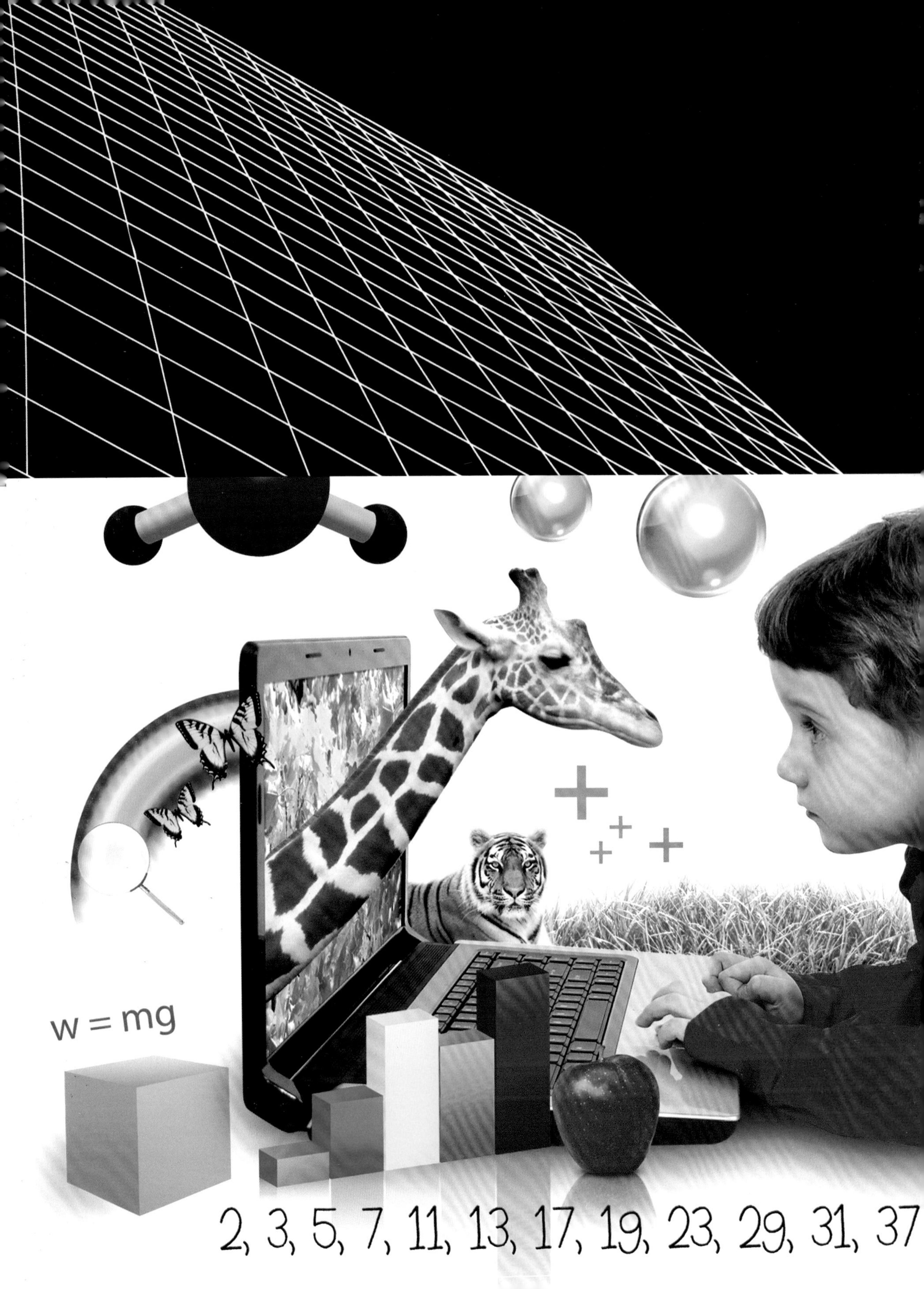
w = mg
2, 3, 5, 7, 11, 13, 17, 19, 23, 29, 31, 37

奇妙的生理现象

QIMIAO DE SHENGLI XIANXIANG

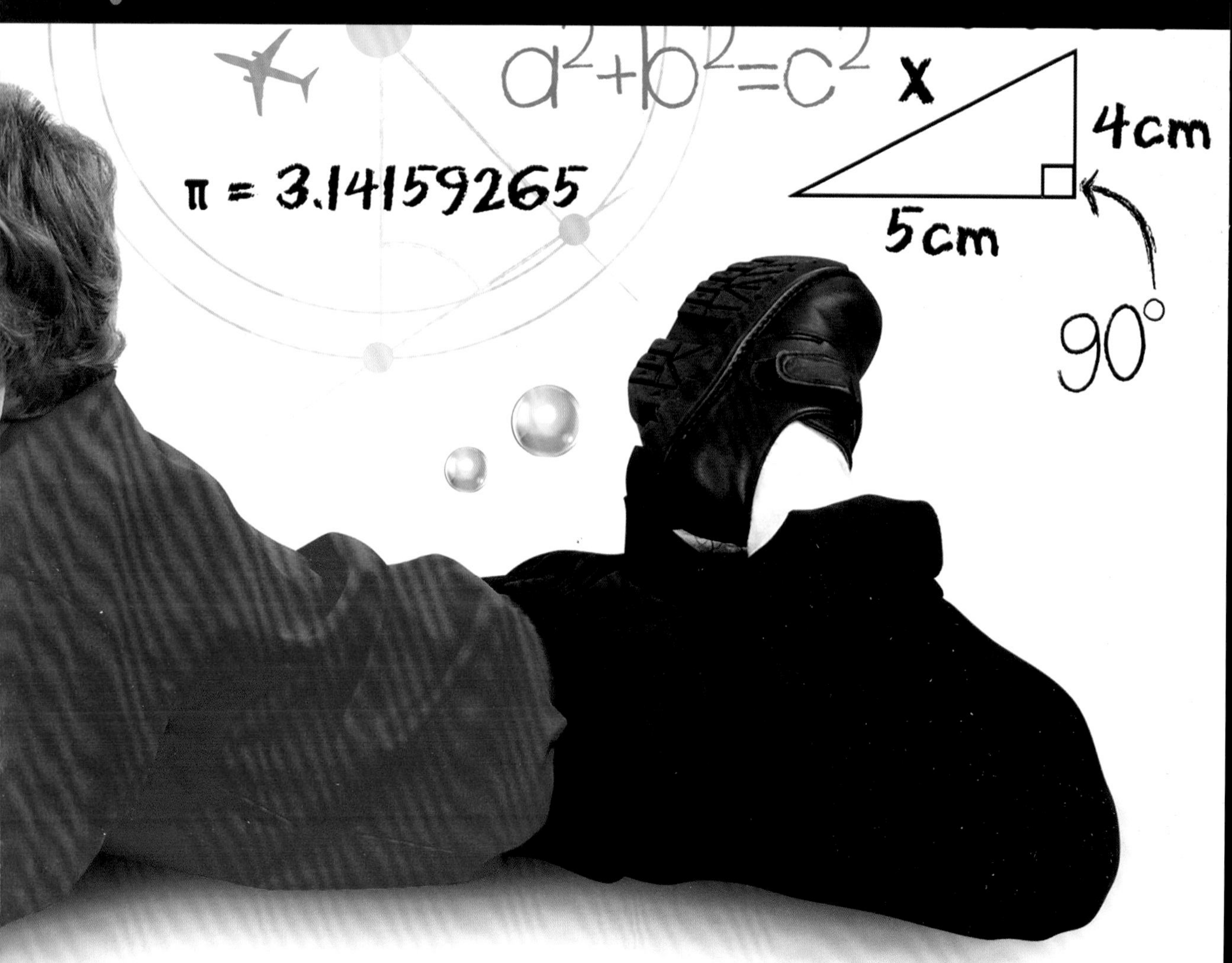

43, 47, 53, 59, 61, 67, 71, 73, 79, 83, 89, 97.

人类的繁衍：妊娠

生命的诞生需要经过一个漫长的孕育过程，精子与卵子相遇，形成受精卵，而受精卵在子宫内的发育过程就是妊娠。妊娠也叫怀孕，是人整个生命过程的开始阶段。整个妊娠期为 280 天，每 28 天为一个妊娠月。一个新生命从孕育到诞生需要经历 10 个妊娠月，即 40 周。在整个妊娠期间，孕妇的体形和体重在不断变化。

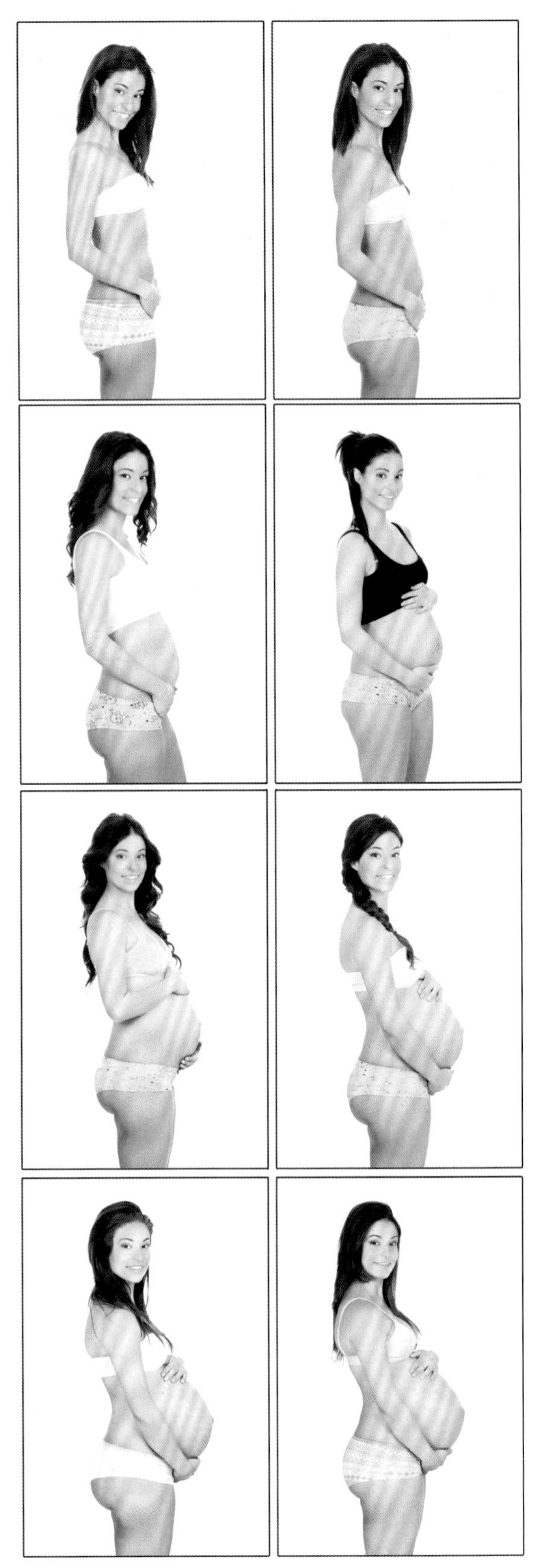

完全成型

妊娠 14 周左右，胎儿尽管很小，但已完全成型。胎儿在母体内会做出伸手、踢腿等动作，这种现象被称为胎动。

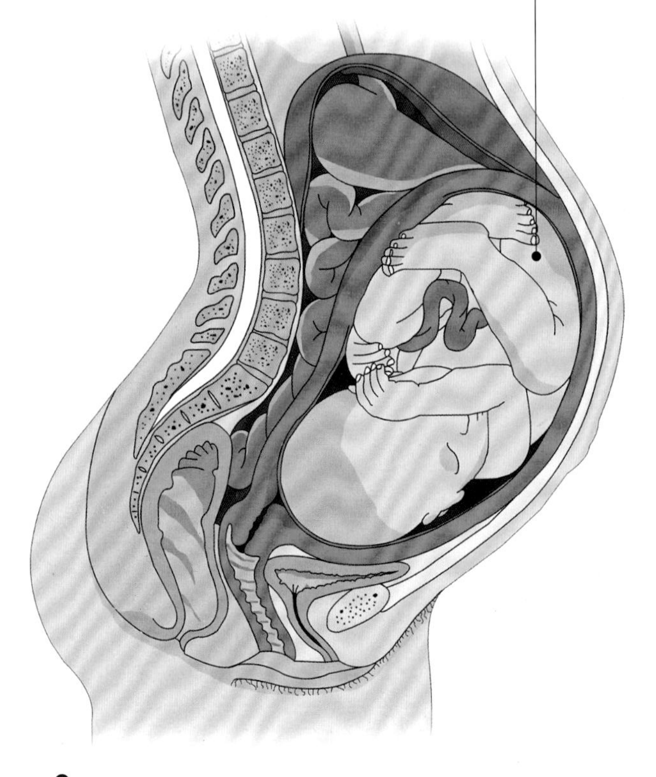

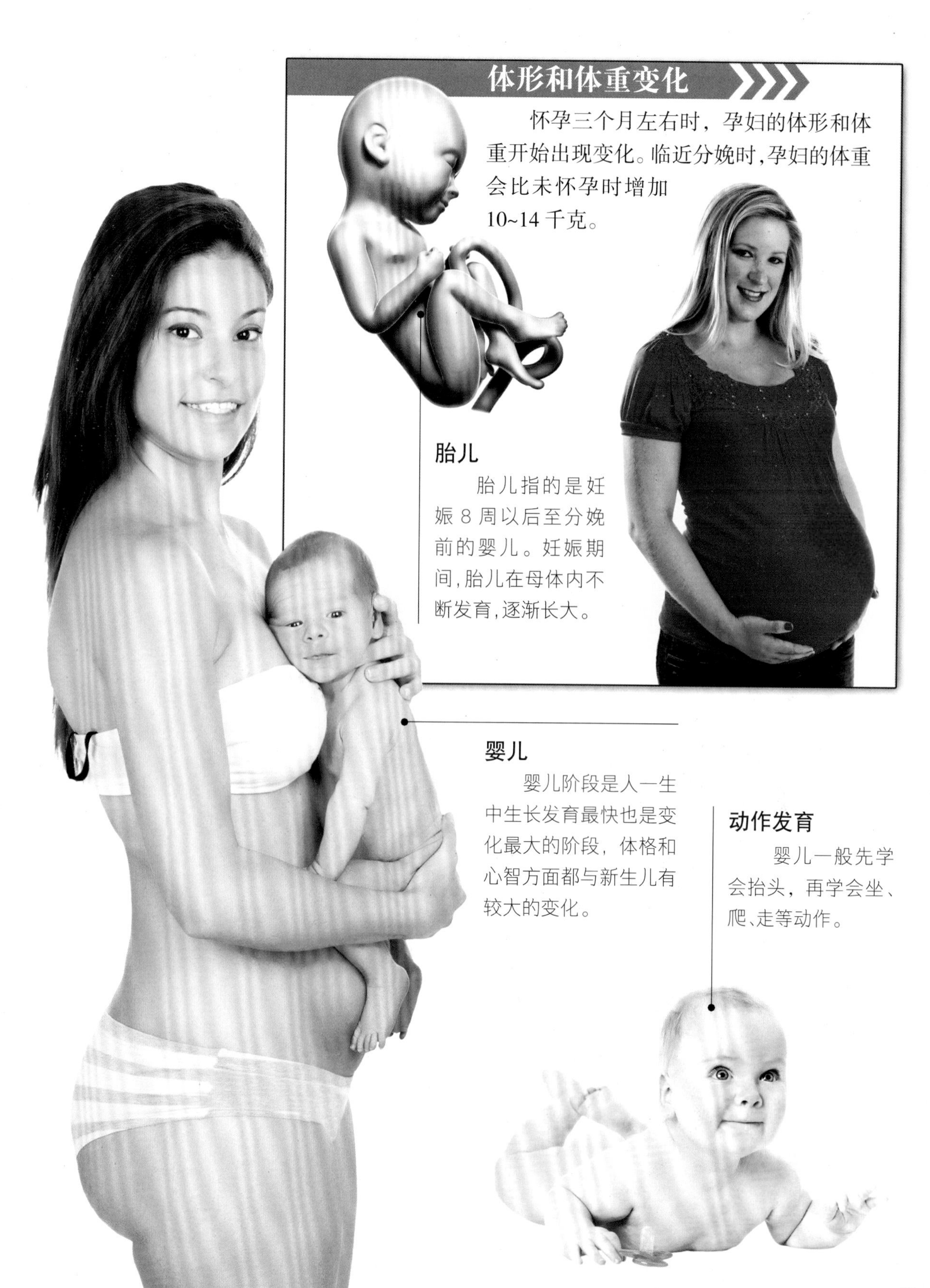

体形和体重变化

怀孕三个月左右时，孕妇的体形和体重开始出现变化。临近分娩时，孕妇的体重会比未怀孕时增加10~14千克。

胎儿

胎儿指的是妊娠8周以后至分娩前的婴儿。妊娠期间，胎儿在母体内不断发育，逐渐长大。

婴儿

婴儿阶段是人一生中生长发育最快也是变化最大的阶段，体格和心智方面都与新生儿有较大的变化。

动作发育

婴儿一般先学会抬头，再学会坐、爬、走等动作。

两性的区别:性别

人的性别是由性染色体决定的。男性细胞中的一对性染色体为 XY,女性细胞中的一对性染色体为 XX。含有一对 X 染色体的受精卵会发育成女性,含有一条 X 染色体和一条 Y 染色体的受精卵则发育成男性。

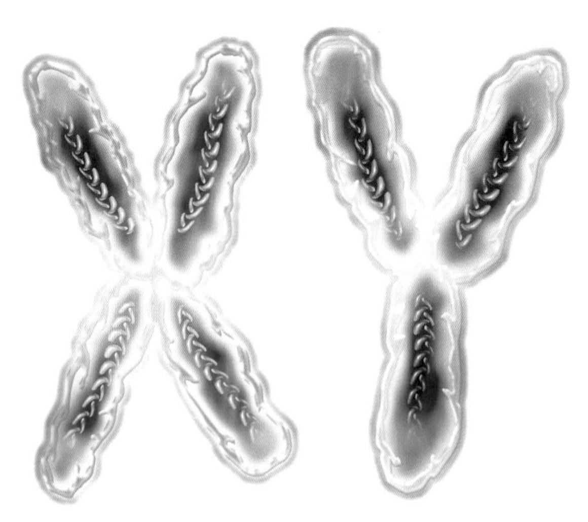

X 染色体

女性卵细胞中的染色体为 X,上面有母亲遗传给下一代的遗传信息。

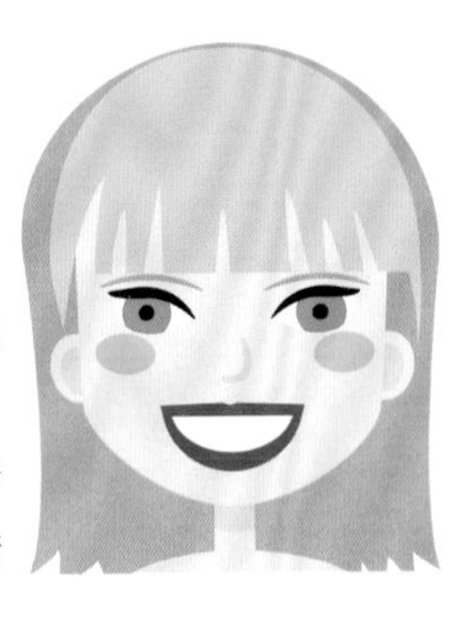

X 或 Y 染色体

男性产生的精子中有一半含有 X 染色体,一半含有 Y 染色体,上面有父亲遗传给下一代的遗传信息。

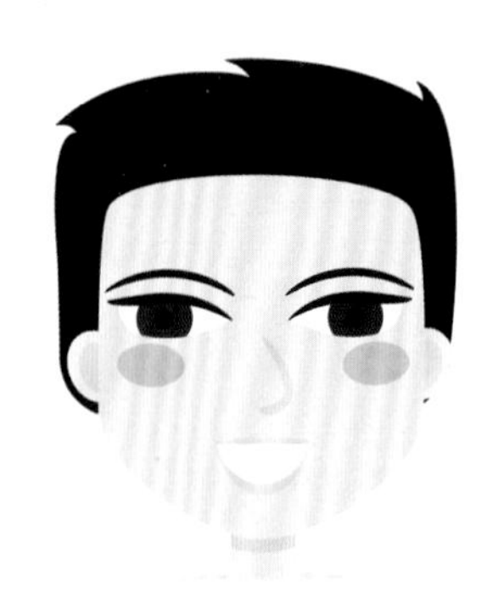

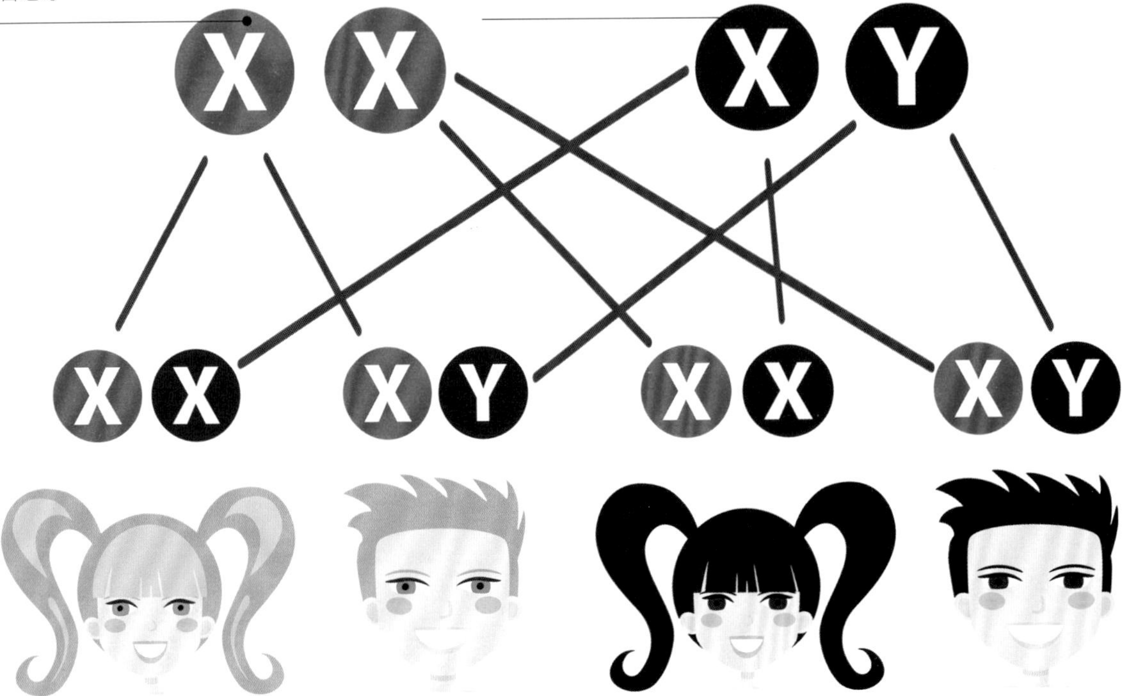

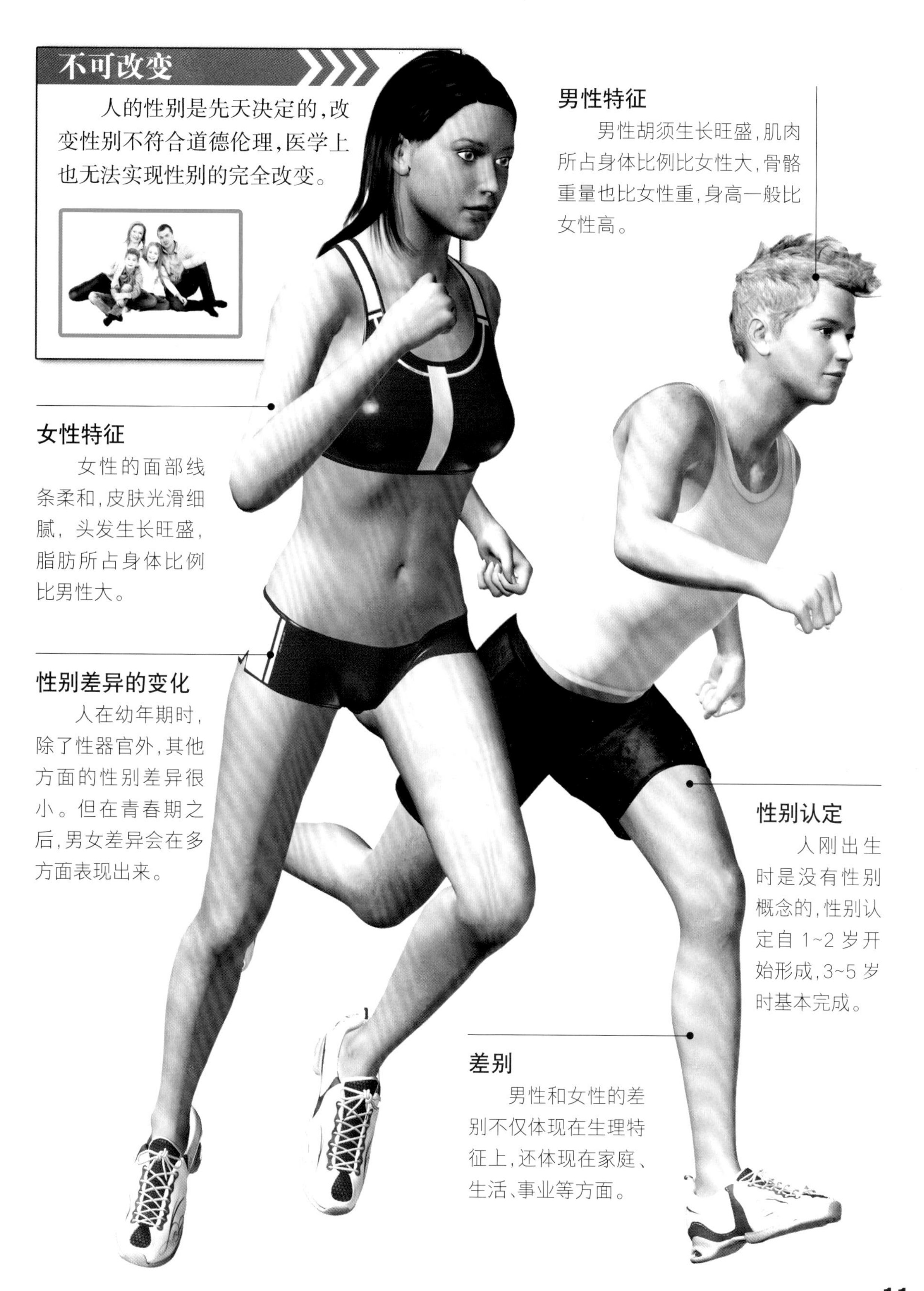

不可改变

人的性别是先天决定的，改变性别不符合道德伦理，医学上也无法实现性别的完全改变。

男性特征

男性胡须生长旺盛，肌肉所占身体比例比女性大，骨骼重量也比女性重，身高一般比女性高。

女性特征

女性的面部线条柔和，皮肤光滑细腻，头发生长旺盛，脂肪所占身体比例比男性大。

性别差异的变化

人在幼年期时，除了性器官外，其他方面的性别差异很小。但在青春期之后，男女差异会在多方面表现出来。

性别认定

人刚出生时是没有性别概念的，性别认定自 1~2 岁开始形成，3~5 岁时基本完成。

差别

男性和女性的差别不仅体现在生理特征上，还体现在家庭、生活、事业等方面。

人体外在特征：外貌

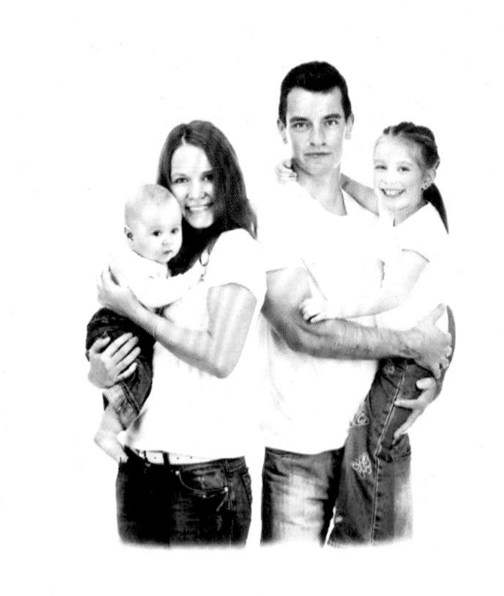

外貌是指人的长相，是一个人身上固有的元素，比如面容、皮肤、身材、头发、五官等，是人的外在特征。人的外貌各不相同，不同人种、不同性别之间的人外貌存在显著差异，同一个人从幼年到成年再到老年，整个成长阶段的外貌也会发生变化。外貌是人与人之间最直观的外在区别。

肤色

肤色的不同是外貌差异中最容易辨别的特征之一。

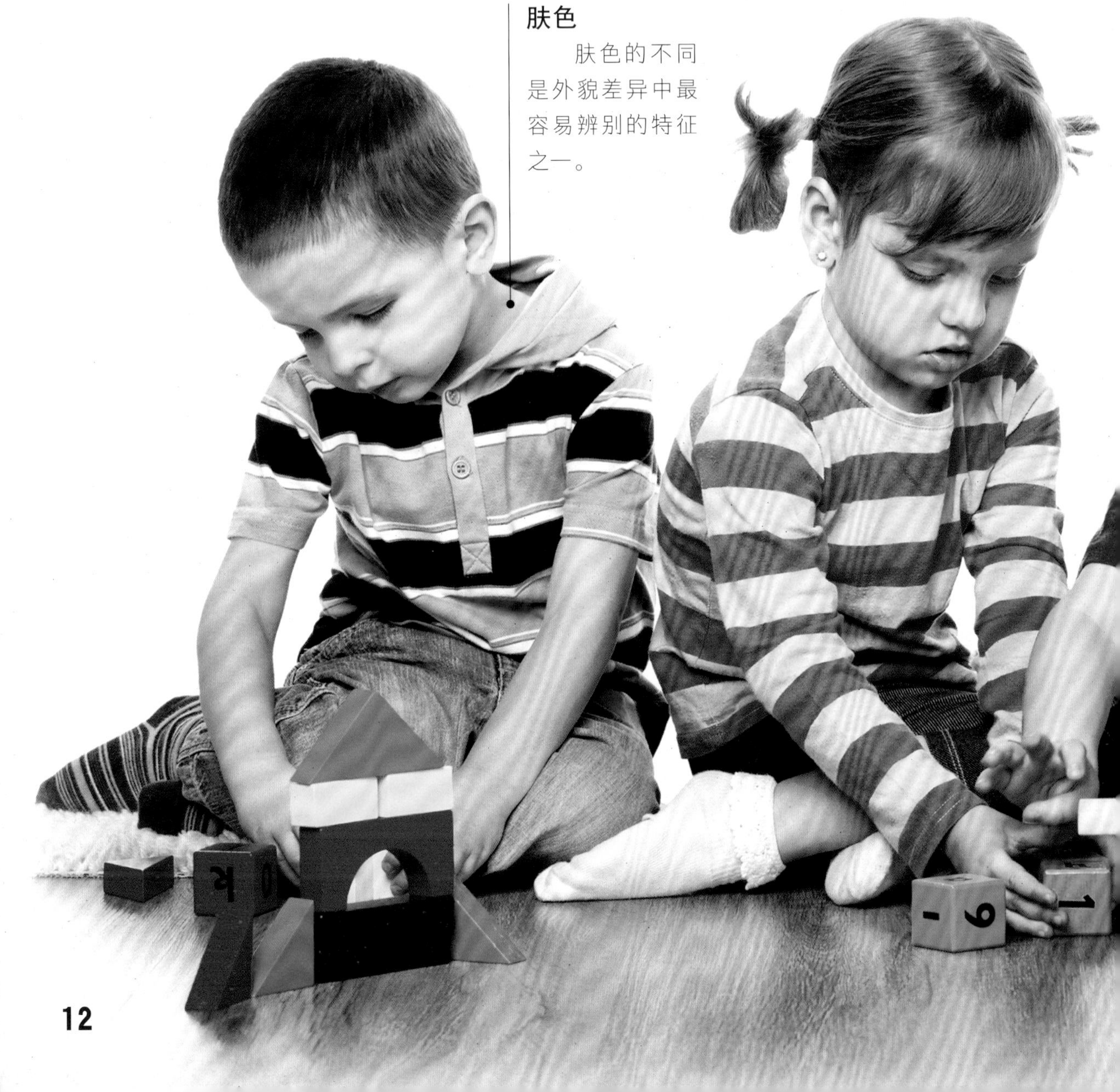

五官

五官包括眼、耳、口、鼻、舌，是区别人与人之间的最显著的外貌特征。人的五官特征可能与父母很像，也可能与父母完全不像。

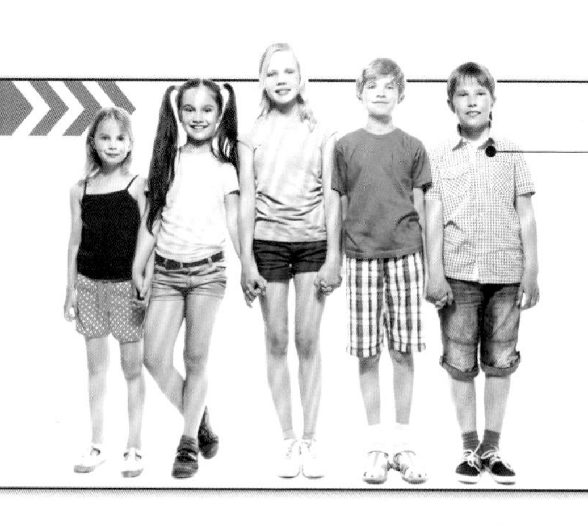

遗传概率

孩子的外貌一部分由父母的遗传决定，一部分则是由后天因素塑造形成的。

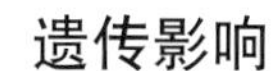

遗传影响

遗传因素对人的外貌有非常重要的影响，所以，子女的外貌有可能和父亲或母亲的外貌十分相似。

互相辨别

外貌是人与人之间互相辨别的第一印象。

同时孕育的生命：双胞胎

双胞胎是指胎生动物一次怀胎生下两个个体的情况，在人类社会，全世界平均每 89 个孕妇中，就有一个孕妇生出双胞胎。双胞胎一般可分为两类：由一个受精卵发育而成的同卵双胞胎和由不同的受精卵发育而成的异卵双胞胎。

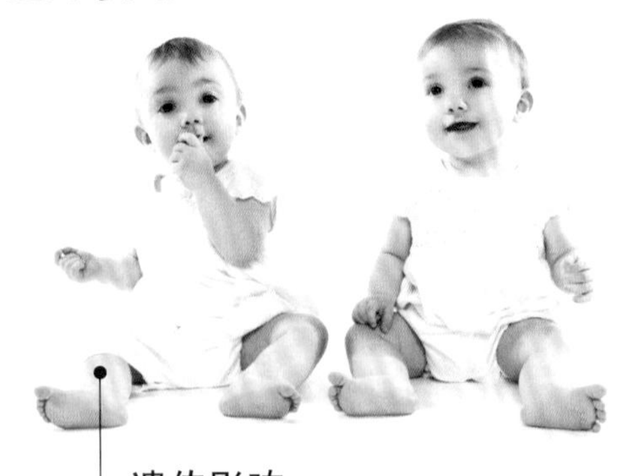

遗传影响

双胎妊娠有家族遗传倾向。

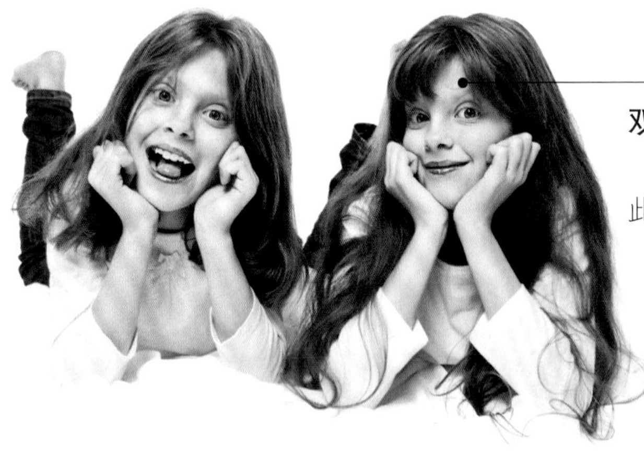

双胞胎长相

由于接受的染色体和基因完全相同，因此，双胞胎的长相可能十分相似。

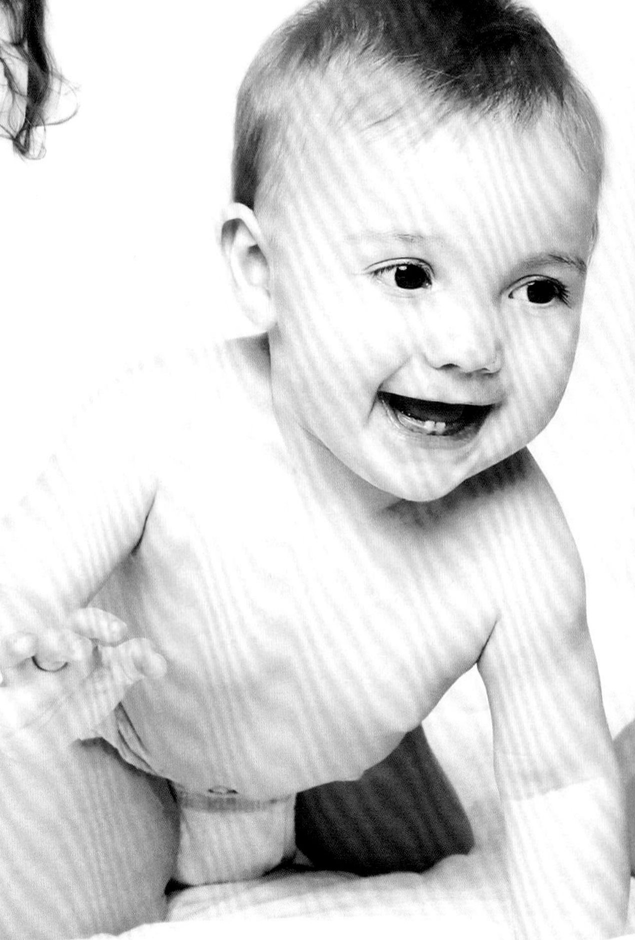

双胞胎发育

双胞胎分别由两个胚胎发育而成，宝宝的所有器官和四肢都会各自发育，他们还会形成各自不同的指纹。

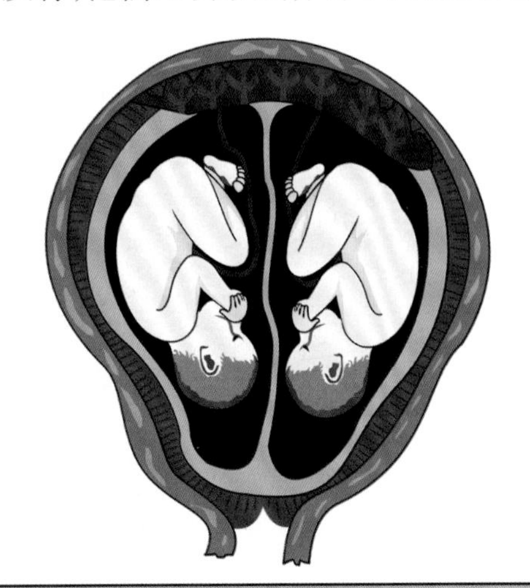

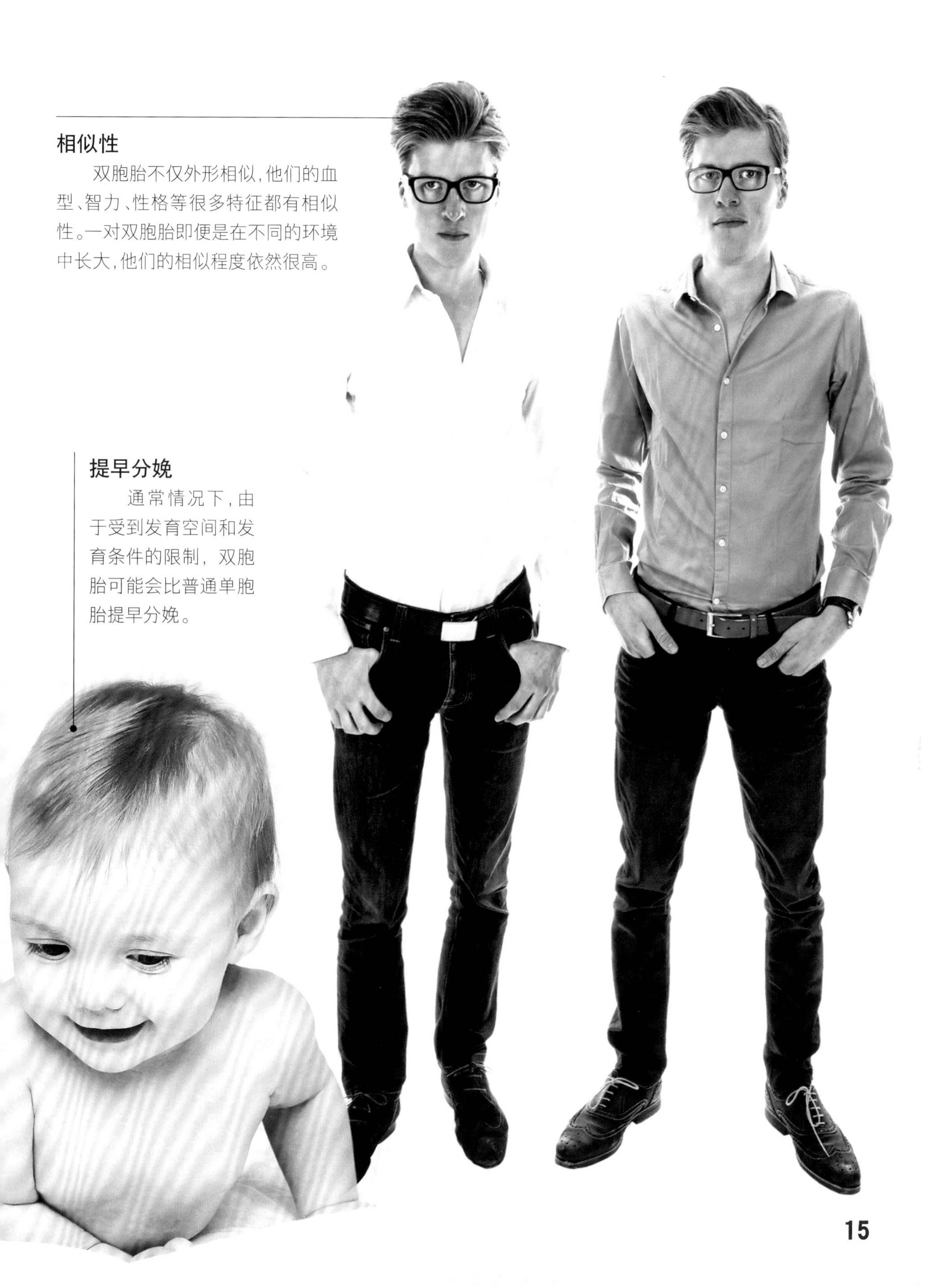

相似性

双胞胎不仅外形相似，他们的血型、智力、性格等很多特征都有相似性。一对双胞胎即便是在不同的环境中长大，他们的相似程度依然很高。

提早分娩

通常情况下，由于受到发育空间和发育条件的限制，双胞胎可能会比普通单胞胎提早分娩。

人体的纵向生长：身高

身高是人体的纵向生长，是指人直立时，从头顶至地面的垂直距离。人在生长过程中，长高的主要原因是骨骼的发育，当四肢长骨和脊椎骨均已完成骨化时，人的身高就停止增长了。研究发现，人的最终身高 75%取决于遗传因素，所以，一般情况下，父母身材高，子女身材也高，父母身材矮，子女身材也矮。除了遗传因素，后天的营养摄入、生活习惯及体育运动等因素也不容忽视。

身高变化

人到中年后，身高会随年龄的增长而降低，从 40 岁开始，年龄每增加 10 岁，身高就降低 1~2 厘米，甚至出现明显的驼背现象。

停止生长

停止生长在一定程度上意味着人体发育已经成熟。

两个高峰期

人的长高过程有两个高峰期，一个是婴幼儿时期，另一个是青春期。

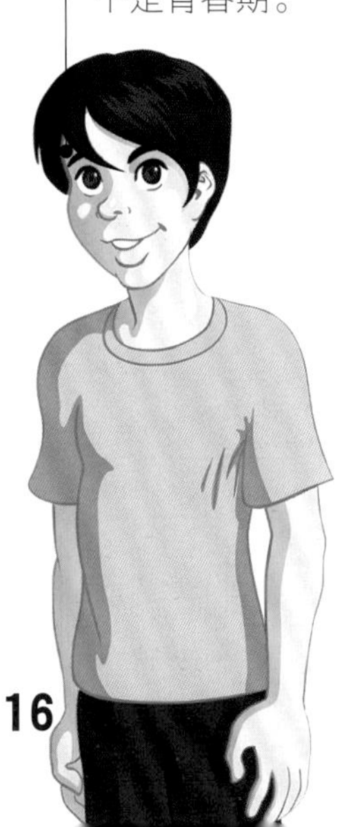

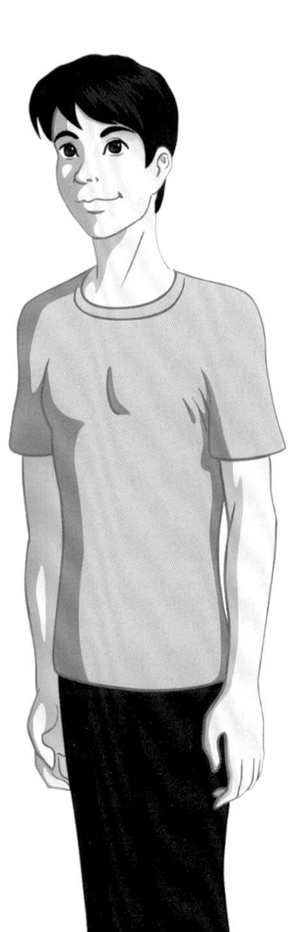

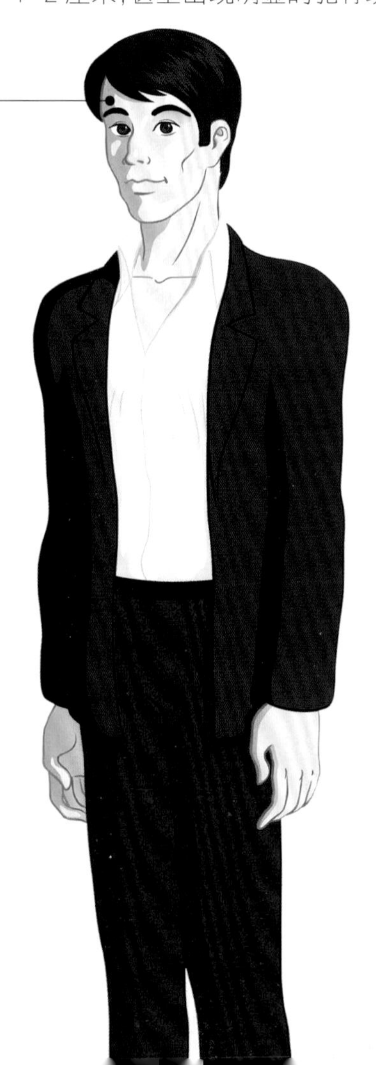

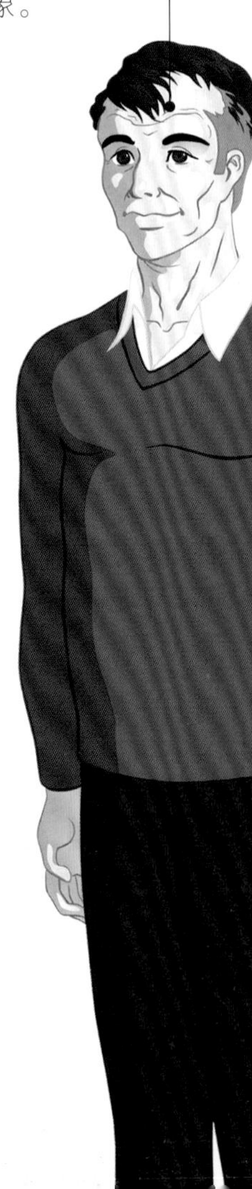

身高发育

人在一周岁时，身高可从出生时的 50 厘米左右长到 75 厘米左右。一般情况下，女孩的 12~13 周岁、男孩的 15~16 周岁为快速增长时期，而在 20 周岁前后，大多数人就会停止生长了。

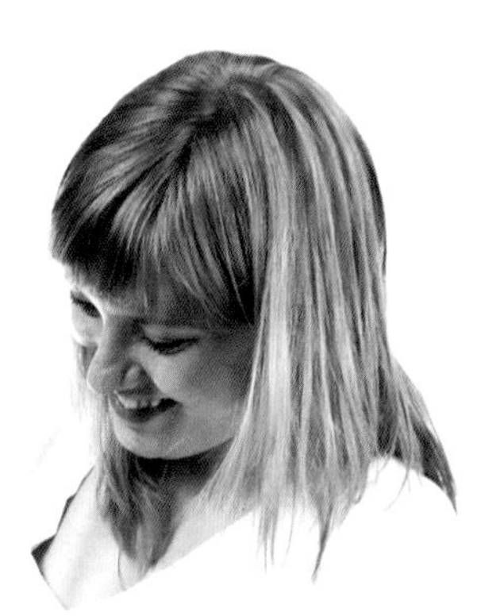

测量身高

测量身高可以监测儿童的身高变化，可以帮助家长掌握儿童的生长发育状况。

遗传因素

遗传对人身高的影响十分明显，但遗传并不是决定身高的唯一要素。

其他影响因素

除遗传因素外，生长环境、饮食结构等都会对身高有明显影响。

人体的重量：体重

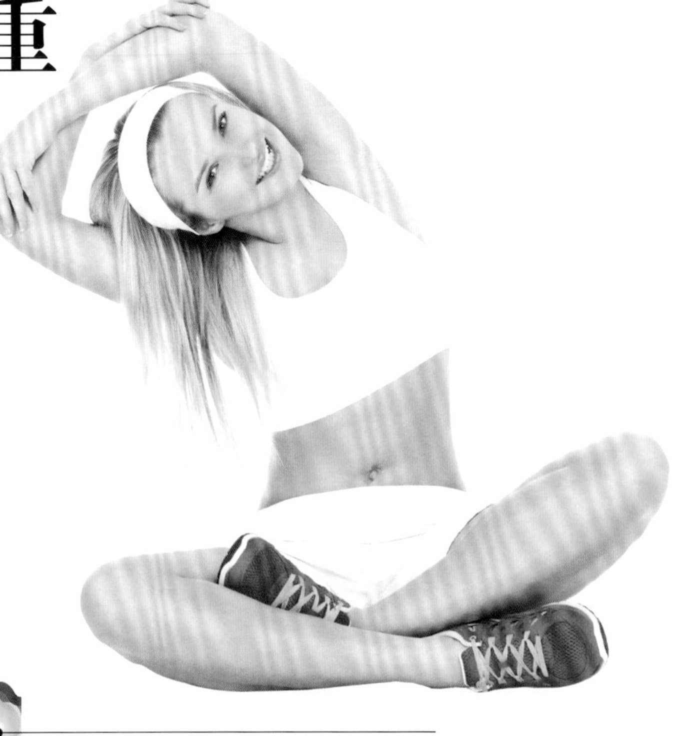

体重是反应和衡量一个人健康状况的重要指标之一。过胖和过瘦都不利于健康，也不会给人以健美感。世界卫生组织推荐的标准体重计算方法中，男性的标准体重为身高（按厘米计算）与80的差乘以70%，而女性的标准体重则为身高（按厘米计算）与70的差乘以60%。

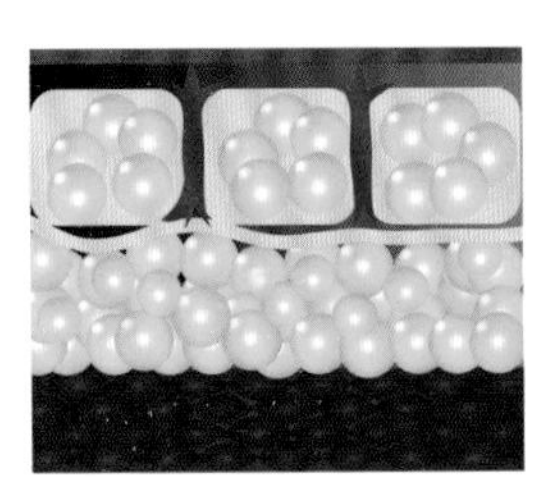

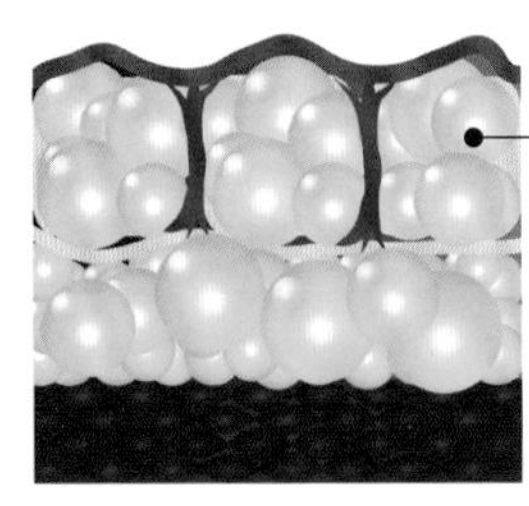

体重变化

成年人的体重变化主要是由体内脂肪的堆积或减少引起的。

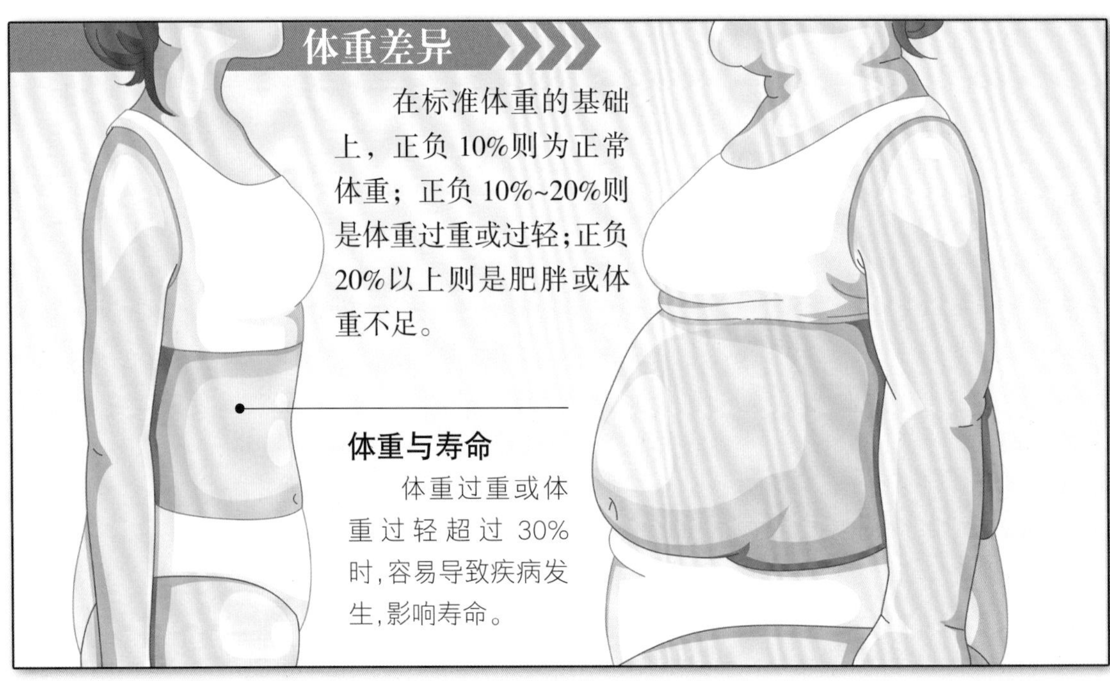

体重差异

在标准体重的基础上，正负10%则为正常体重；正负10%~20%则是体重过重或过轻；正负20%以上则是肥胖或体重不足。

体重与寿命

体重过重或体重过轻超过30%时，容易导致疾病发生，影响寿命。

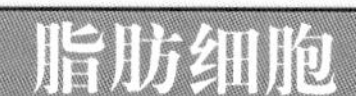

脂肪细胞

脂肪细胞是人体内的“脂肪存储器”,人体内过盛的能量会被转化为脂肪存储在脂肪细胞内,人体缺少能量时,脂肪会分解转化成人体所需能量。

影响

脂肪细胞对人的体重有重要影响。

肥胖

肥胖是脂肪细胞数量过多或过大导致的。

控制体重

体重过重或体重过轻都是不健康的表现，维持合理的体重有利于保持身体健康。

调节体重的方法

避免大鱼大肉和暴饮暴食，同时注意运动。这样不仅能够避免脂肪堆积,还能够促进新陈代谢，使体重维持在合理而健康的范围内。

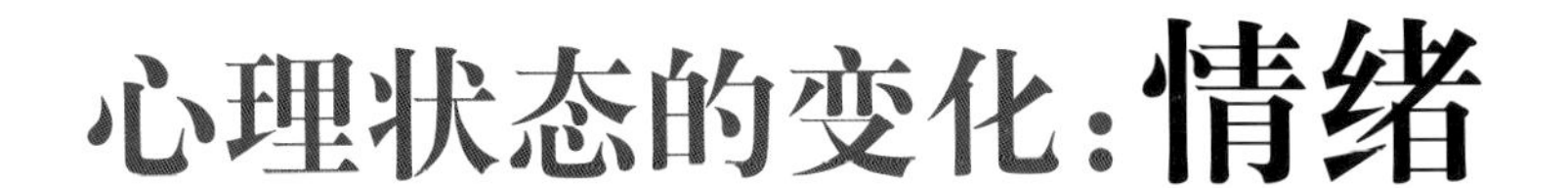

心理状态的变化：情绪

情绪是多种感觉、思想和行为综合产生的心理和生理状态，是对外界事物的态度和内心感受。普遍而通俗的情绪有喜、怒、哀、乐等，此外，还有微妙而又难以捉摸的情绪，如嫉妒、羞愧、自豪等。

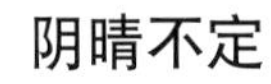

阴晴不定

未成年人的心智尚未发育完全，他们的情绪有时会阴晴不定。

奇妙的情绪

人类的情绪是非常复杂的情感和心境表达。

宣泄情绪

情绪的宣泄能够释放内心的压力，但可能会对他人产生不良影响。

影响

一个人的情绪往往会受到周围人情绪的影响。

情绪变化的直观体现

面部表情是情绪变化最直观的体现。在表达某一情绪时，人的五官会做出相应的表情变化。

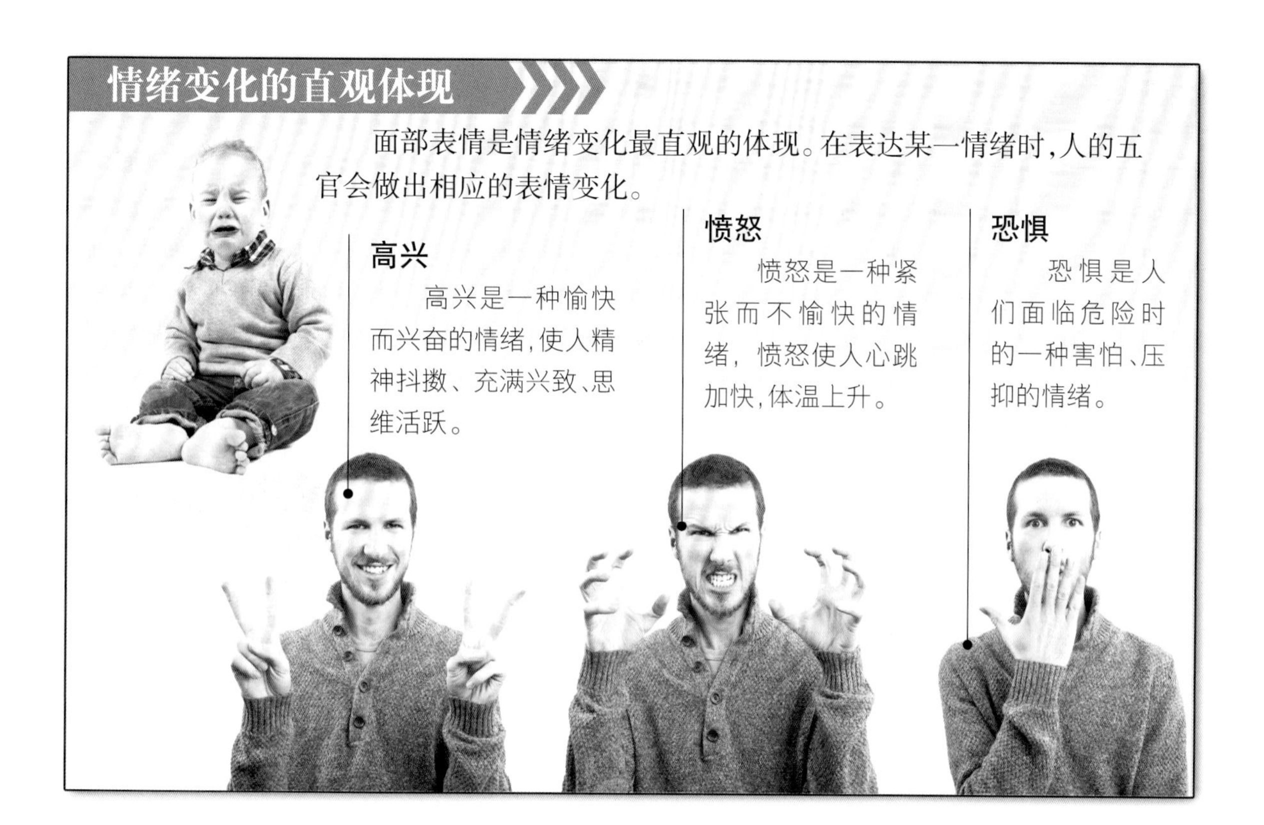

高兴

高兴是一种愉快而兴奋的情绪，使人精神抖擞、充满兴致、思维活跃。

愤怒

愤怒是一种紧张而不愉快的情绪，愤怒使人心跳加快，体温上升。

恐惧

恐惧是人们面临危险时的一种害怕、压抑的情绪。

面部表情

面部表情是通过眼部肌肉、颜面肌肉和口部肌肉的变化来控制的，可以表现出多种情绪状态。

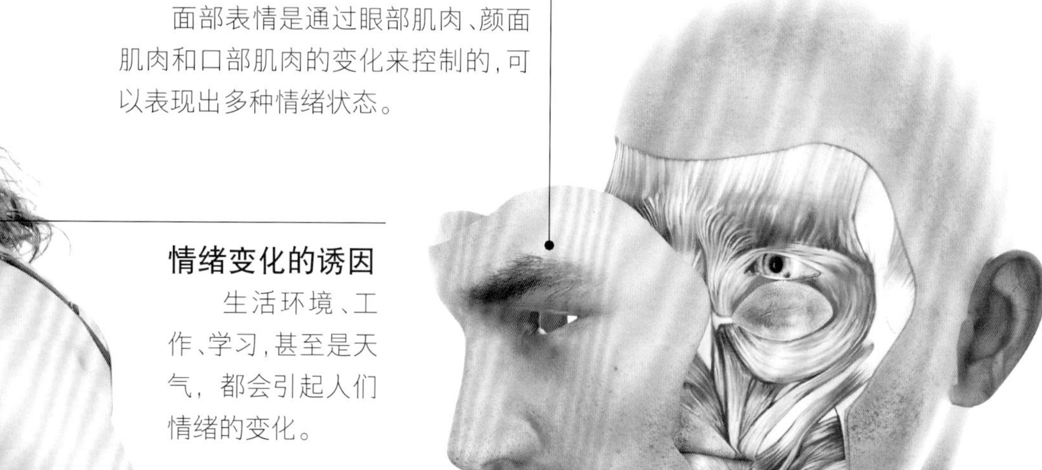

情绪变化的诱因

生活环境、工作、学习，甚至是天气，都会引起人们情绪的变化。

大脑的奇思妙想：智力

智力是指人的大脑认识世界、理解客观事物、运用知识和经验等解决问题的能力，主要包括记忆力、观察力、理解力、想象力、思维能力、分析判断能力、应变能力等。

智力商数

智力的高低通常用智力商数来表示，即智商，用以表示智力水平。

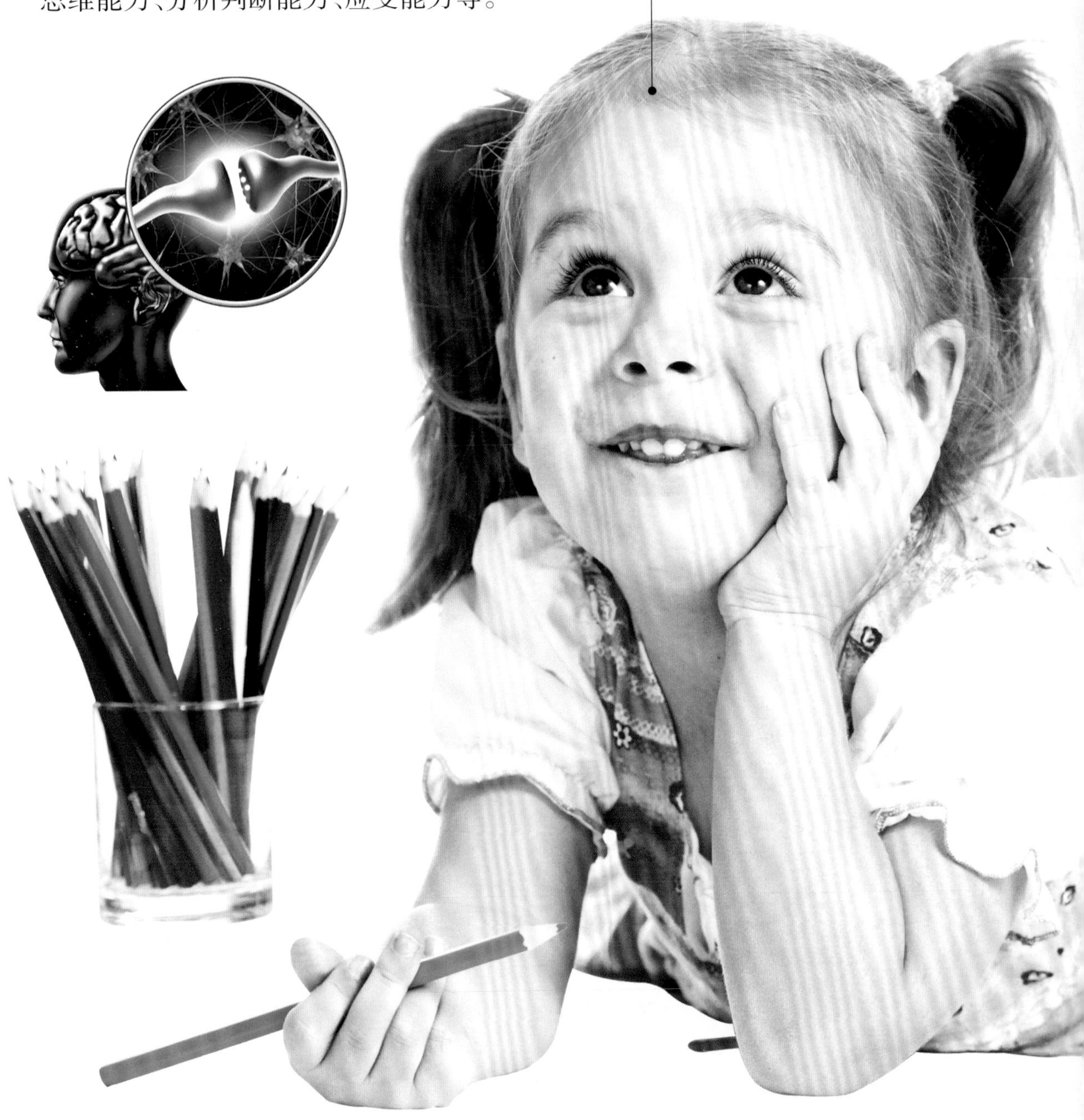

大脑与智力的关系

大脑是影响智力的各种主观因素的“聚集地”，大脑不仅决定了智力的高低，还能通过反复运用和练习进一步提高智力。

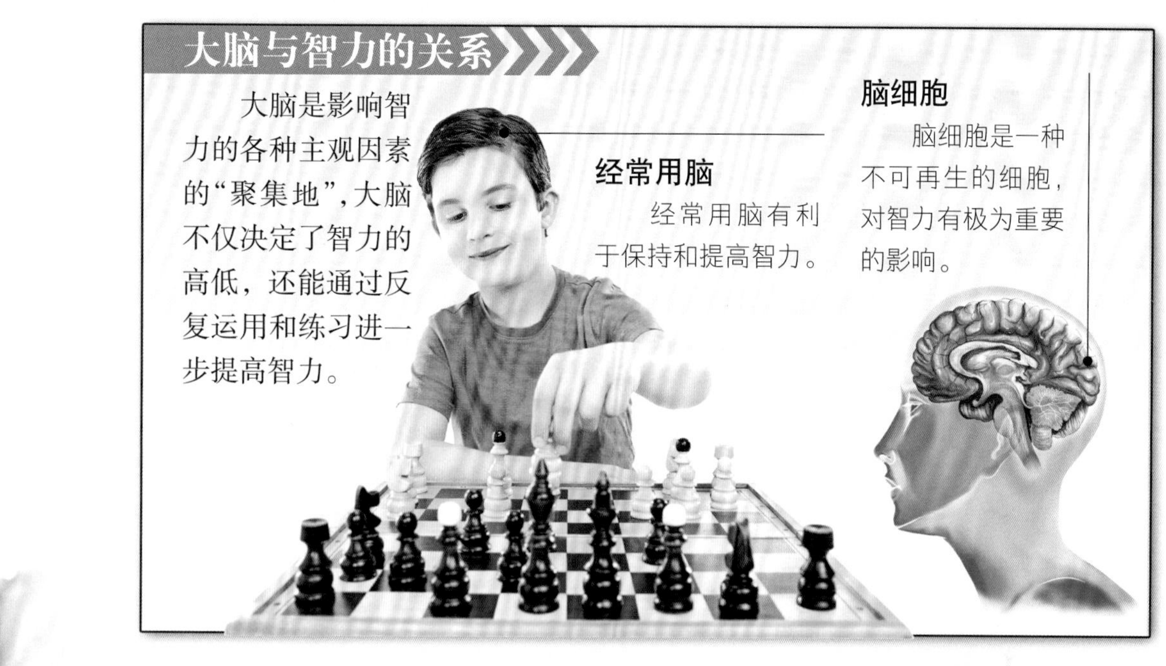

经常用脑

经常用脑有利于保持和提高智力。

脑细胞

脑细胞是一种不可再生的细胞，对智力有极为重要的影响。

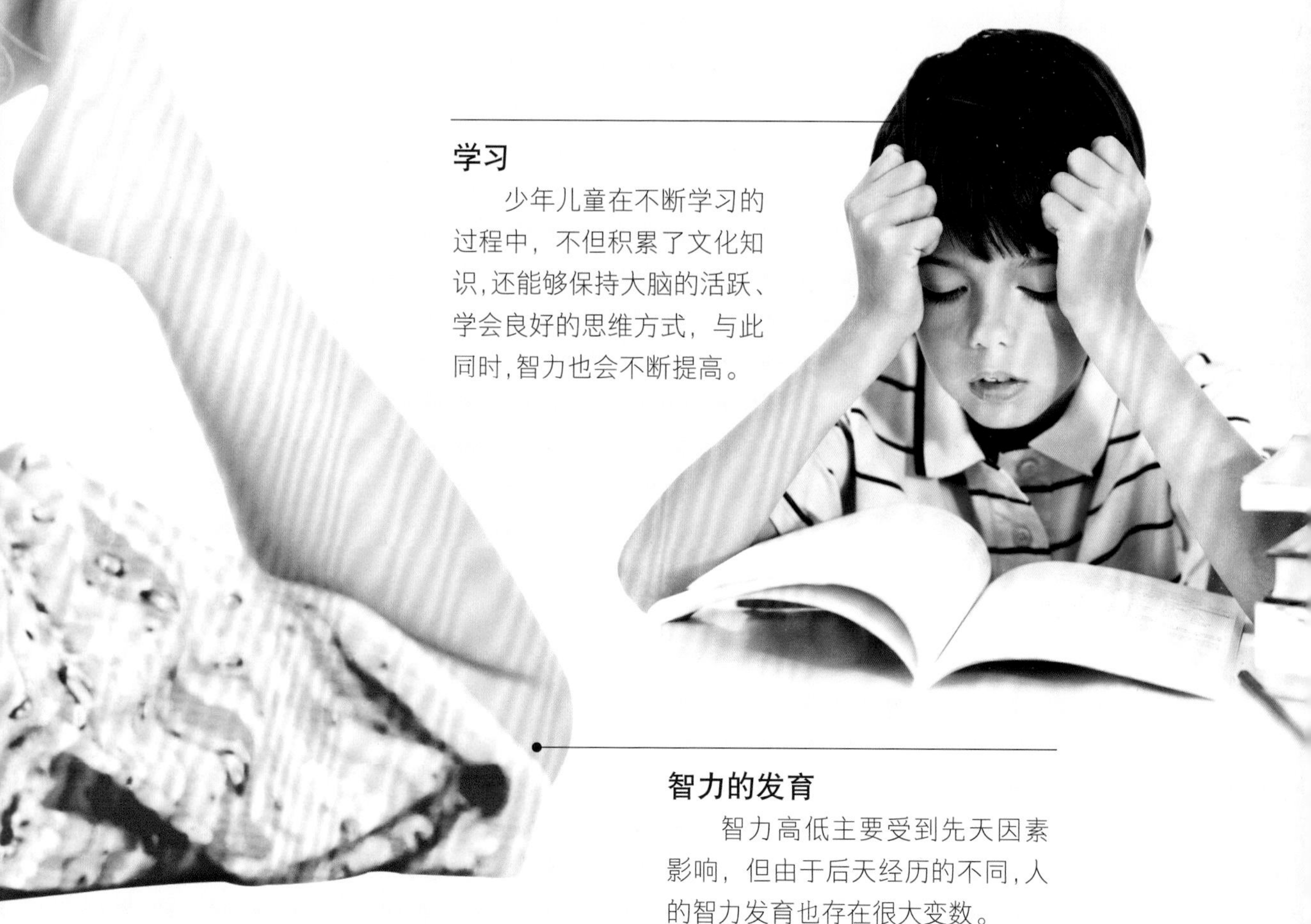

学习

少年儿童在不断学习的过程中，不但积累了文化知识，还能够保持大脑的活跃、学会良好的思维方式，与此同时，智力也会不断提高。

智力的发育

智力高低主要受到先天因素影响，但由于后天经历的不同，人的智力发育也存在很大变数。

身体管家：生物钟

生物钟又被称为生理钟，它是人体内一种无形的“时钟”，它是人体生命活动的内在节律。人体生物钟根据大脑指令，调节全身器官有规律地发挥作用，并“提醒”人们在一定的时间范围按节律活动。

生物钟周期

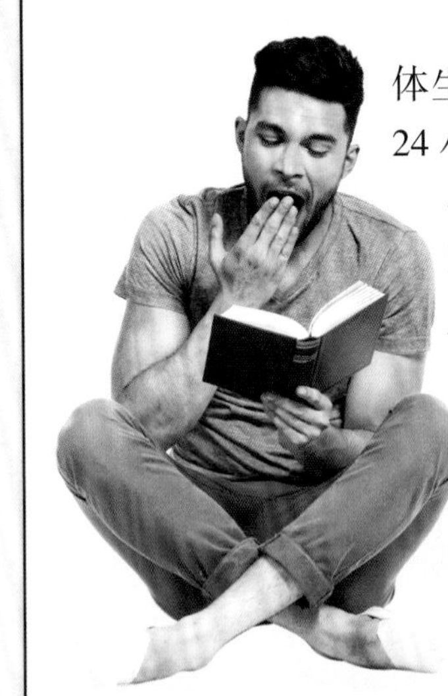

研究发现，人体生物钟的周期是24小时18分，虽然与一天的24小时并不一致，但人体会根据外界环境等因素重新设定生物钟。

睡眠

睡眠是生物钟“监督”人们起居的一种表现。

习惯的影响

长久以来形成的习惯会对生物钟有一定影响。

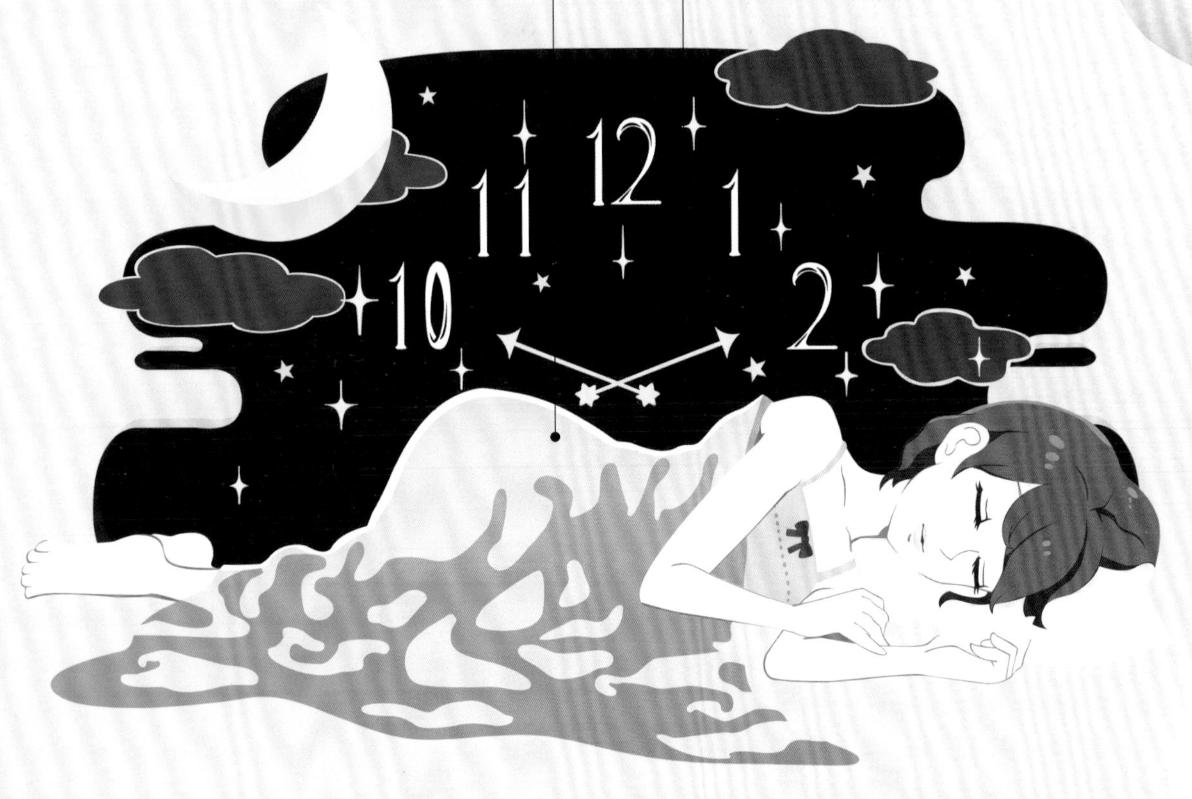

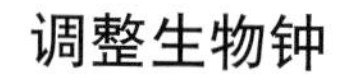

调整生物钟

生物钟可以通过有规律的作息习惯进行调整，使人体达到最佳的生命节律。

生物钟的作用

生物钟不但影响人的身心健康，还能在人体疾病治疗方面发挥重要的作用。

生物钟的功能

生物钟有四项功能：提示时间、提示事件、维持状态和禁止行为。

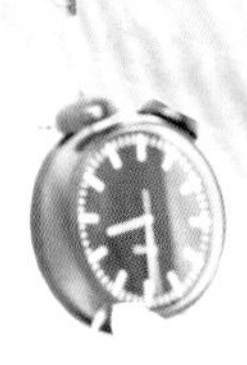

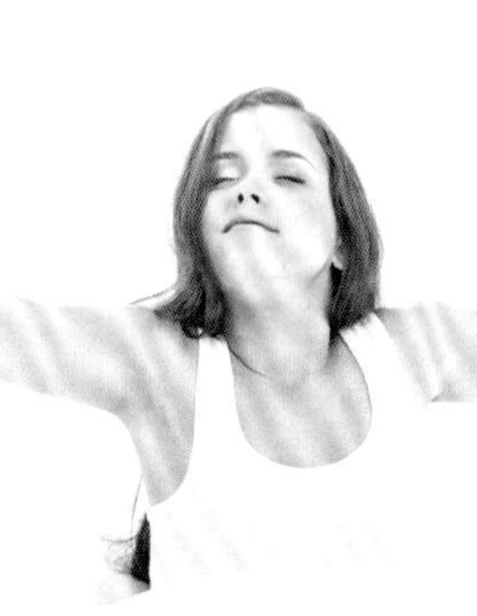

自然节律

每个人体内都有多种自然节律，如体力、智力、情绪、血压、经期等。

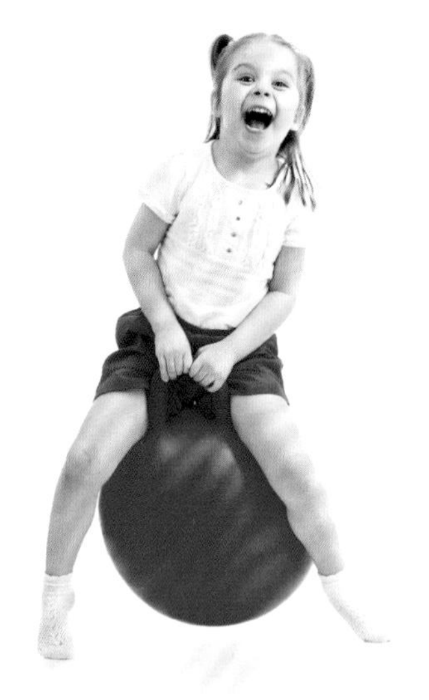

开心的表情：笑

笑是人表达情感和情绪的一种方式，也是快乐心情的一种外在表现。人每笑一声，从面部到腹部约有 80 块肌肉参与运动，笑 100 次，对心脏功能和肺功能的锻炼相当于划船 10 分钟的运动效果。笑对舒缓压力、提升信心也有重要作用。另外，在人际交往中，笑能够表达善意和友好，能使人际关系变得融洽。

笑的好处

笑能够抒发健康的情绪、消除紧张的情绪，同时能够让大脑神经得到放松，并让大脑有更多的休息时间。

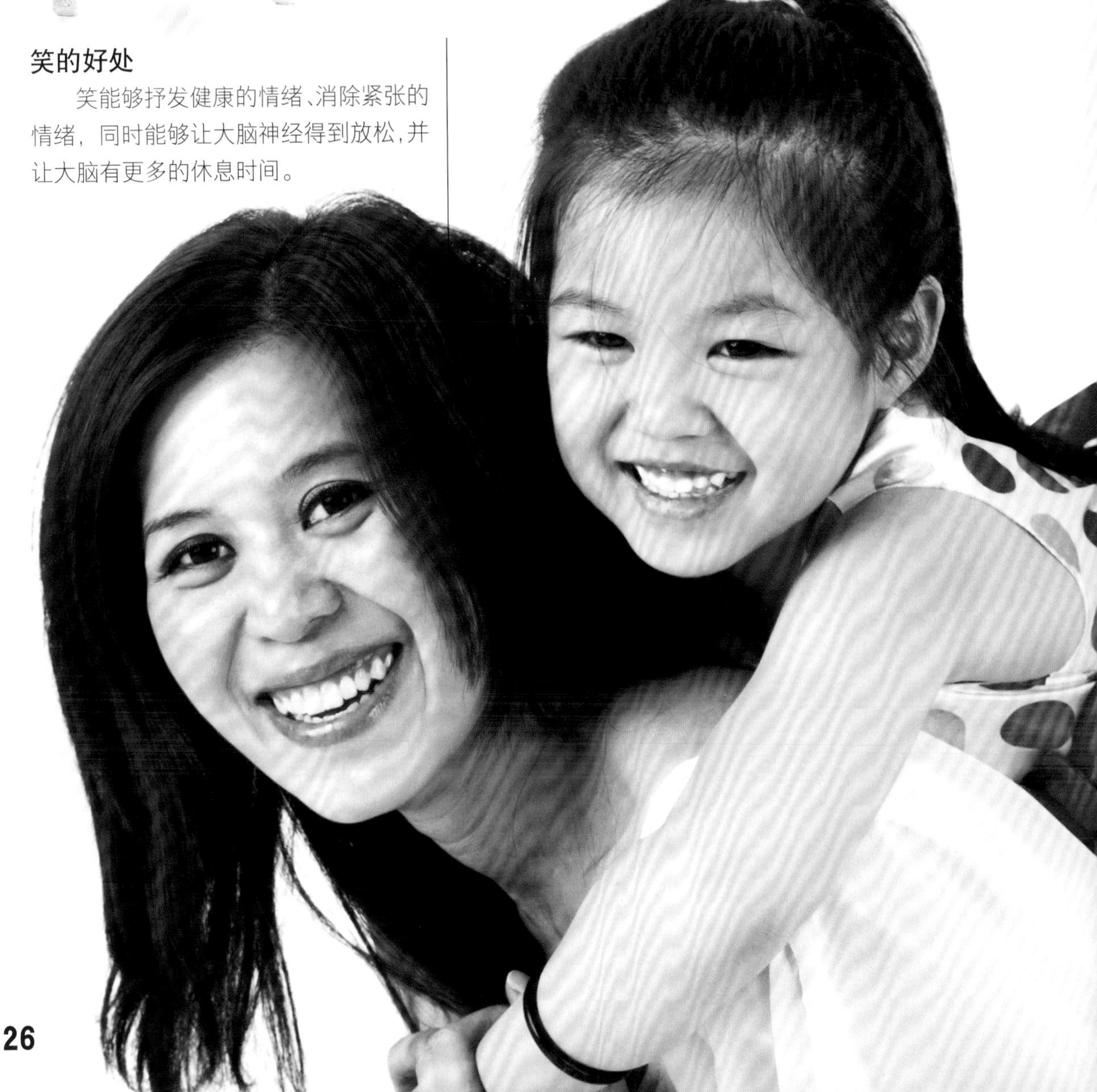

交流方式

笑是人与人之间最基本的交流方式之一，也是最古老的交流方式之一。婴儿在没有学会第一句话之前，就能够发出笑声。

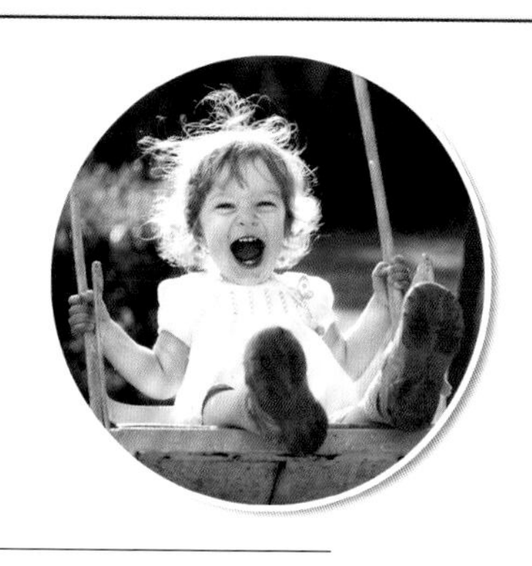

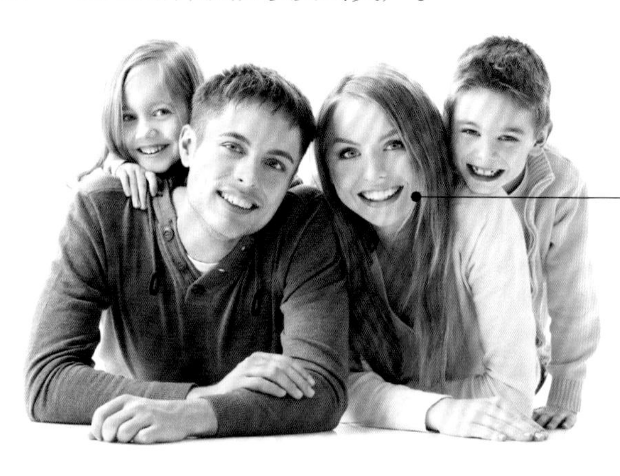

通用的“语言”

善意的笑容在任何地方都代表友好和快乐，堪称通用的“语言”。

“传染性”

笑有很强的“传染性”。例如，一个人大笑，周围的人很有可能不由自主地跟着笑起来。

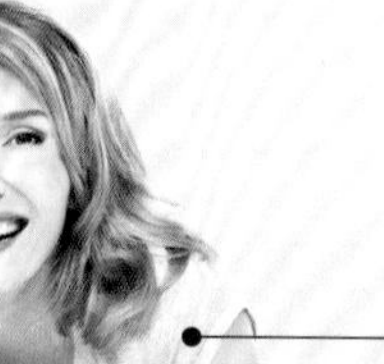

不同的笑

并非所有的笑都源自内心的快乐，例如嘲笑、苦笑、奸笑……这些笑都代表了不同的内心想法。当然，这些不同的笑也很容易分辨出来。

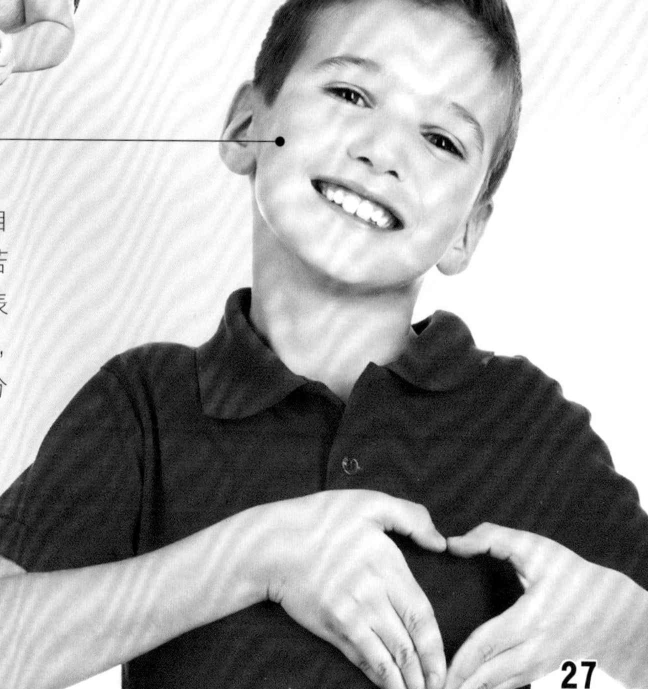

情感的表达:哭

哭是人内心情绪的一种表达方式。人一般会因为痛苦、委屈或感情激动等原因而哭。哭的表现形式多种多样,当人受委屈时,通常表现为悲伤状呜咽;人感到恐惧时,会发出低声抽泣;人伤心时,会发出悲哀的哭声……哭能够消除压抑,宣泄不良情绪,所以,在一定程度上,哭对人的身心健康有一定的好处。

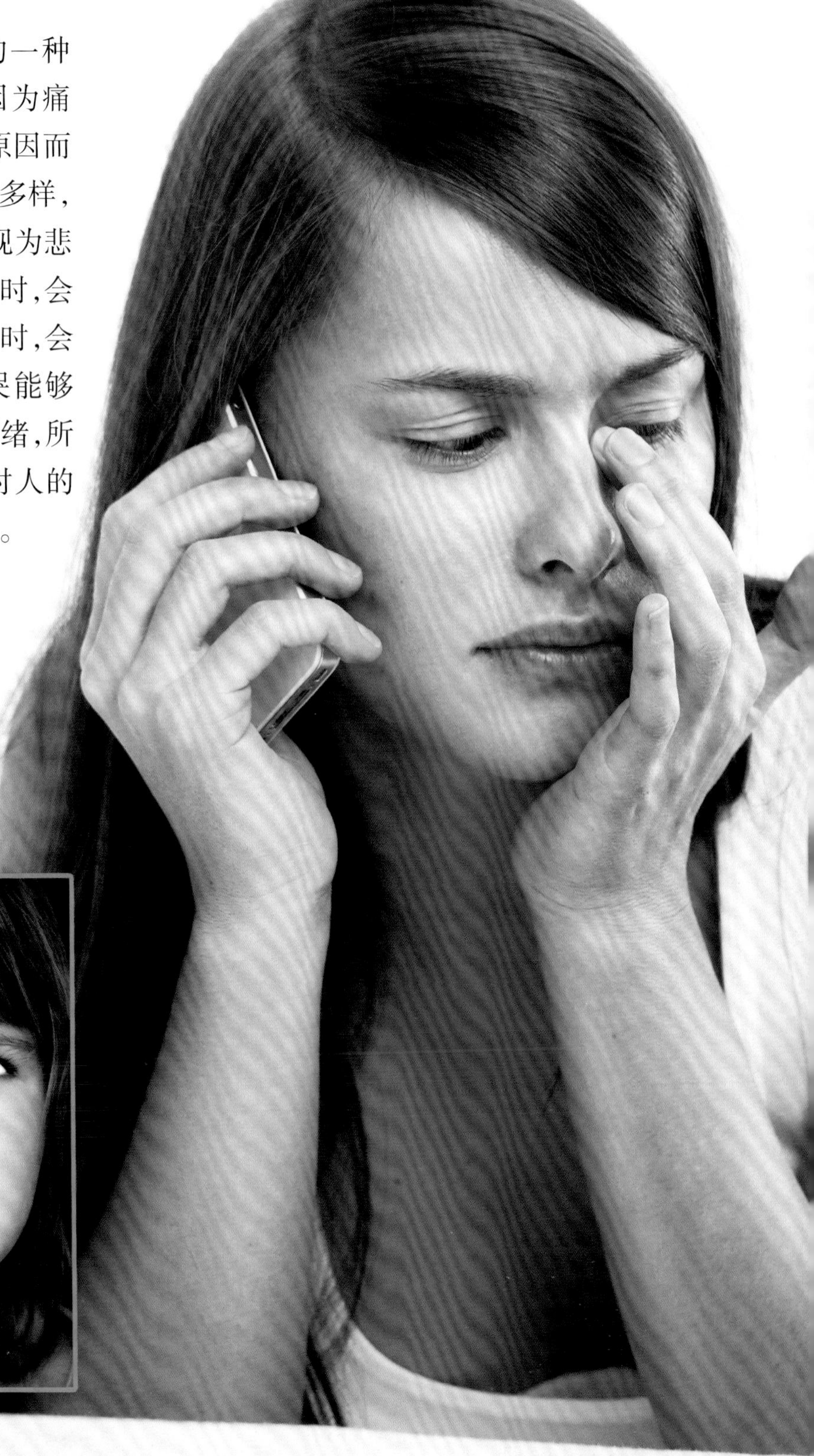

消极影响

哭会使人的呼吸失去规律,使人的心律失常。绝大多数人哭后食欲下降,严重者还会出现失眠、做噩梦等情况。

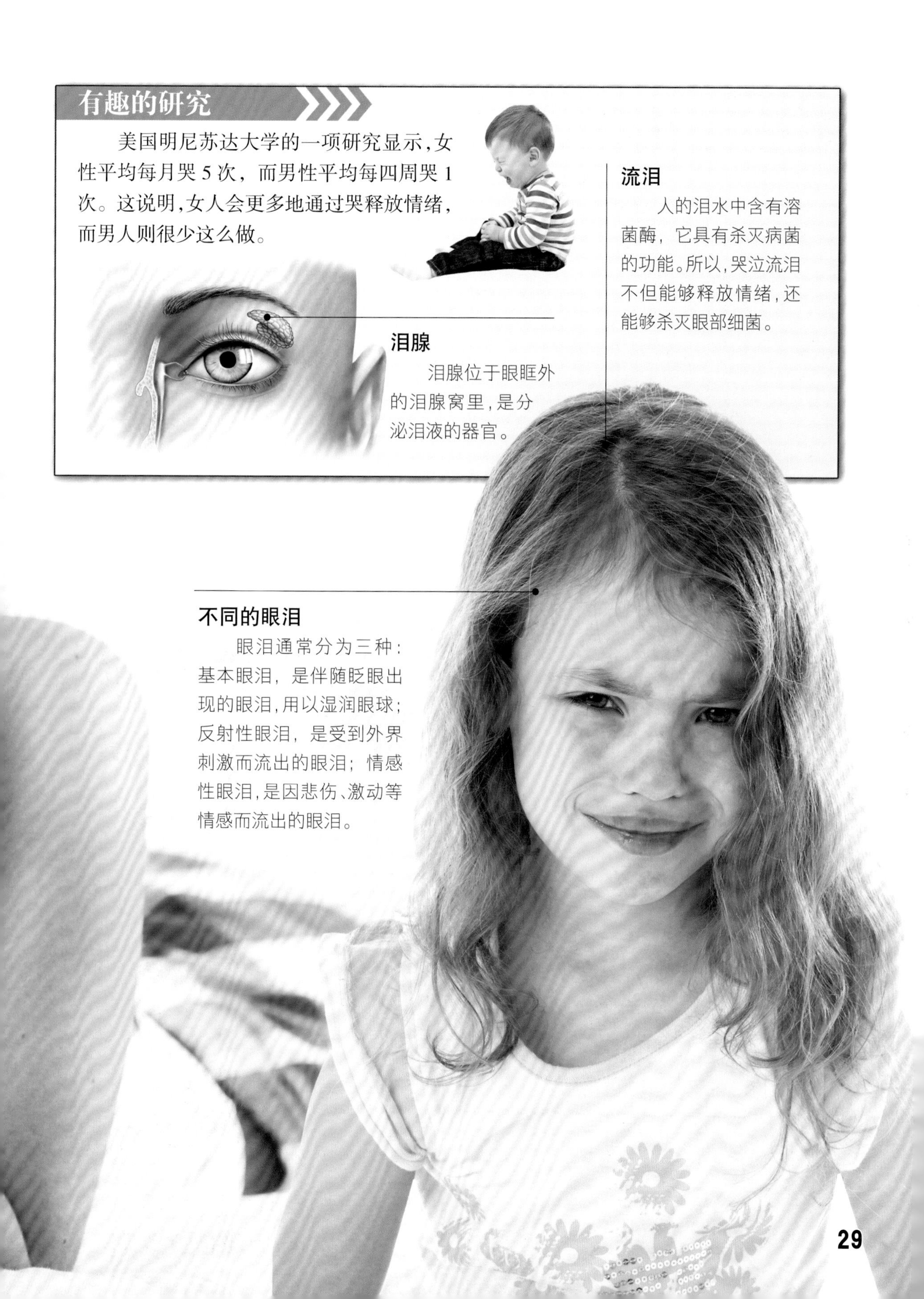

有趣的研究

美国明尼苏达大学的一项研究显示，女性平均每月哭 5 次，而男性平均每四周哭 1 次。这说明，女人会更多地通过哭释放情绪，而男人则很少这么做。

流泪

人的泪水中含有溶菌酶，它具有杀灭病菌的功能。所以，哭泣流泪不但能够释放情绪，还能够杀灭眼部细菌。

泪腺

泪腺位于眼眶外的泪腺窝里，是分泌泪液的器官。

不同的眼泪

眼泪通常分为三种：基本眼泪，是伴随眨眼出现的眼泪，用以湿润眼球；反射性眼泪，是受到外界刺激而流出的眼泪；情感性眼泪，是因悲伤、激动等情感而流出的眼泪。

体表的颜色：肤色

肤色是指人类皮肤表皮层因黑色素、原血红素、叶红素等色素沉着所反映出的皮肤颜色。不同地区的人皮肤颜色有明显差别。

肤色划分人种

全世界的现代人类被分为四大人种：欧罗巴人种、蒙古人种、尼格罗人种、澳大利亚人种，俗称白种人、黄种人、黑种人、棕种人。

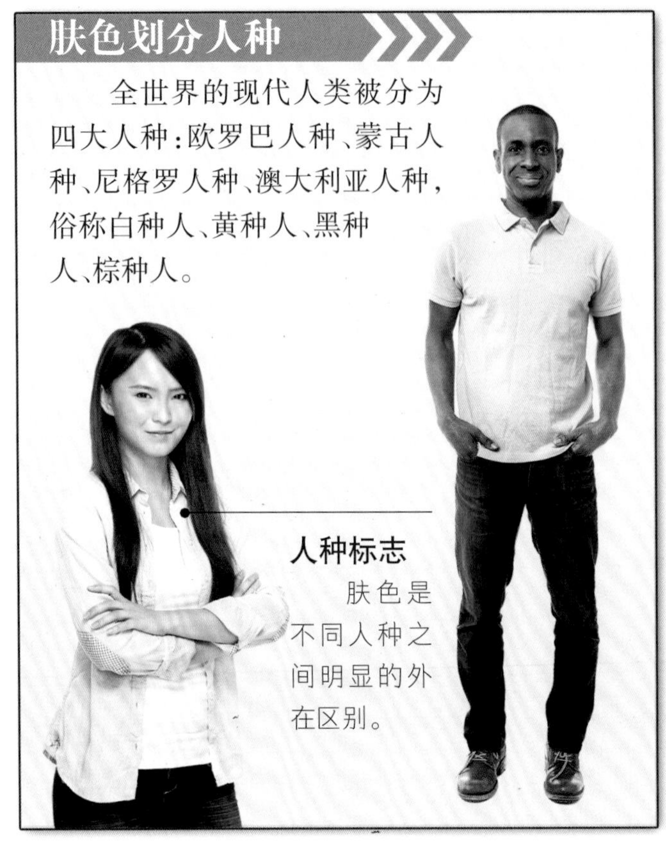

人种标志

肤色是不同人种之间明显的外在区别。

皮肤功能

不同颜色的皮肤功能上没有太大区别。

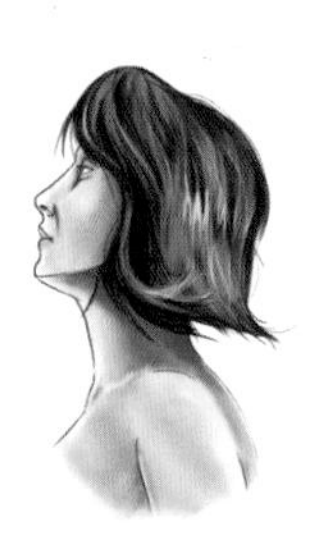

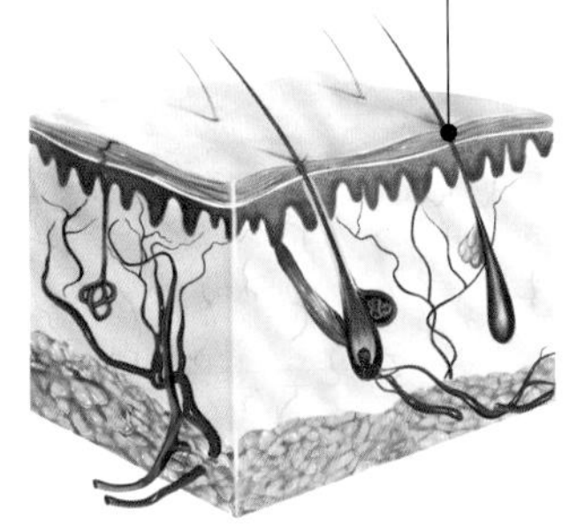

决定肤色的因素

进化早期，自然因素塑造了人的不同肤色。此后，遗传因素成为了肤色的决定性因素，与此同时，环境因素对肤色的影响仍然存在。

保持良好皮肤状态

合理的生活习惯和良好的精神状态，能让皮肤保持良好的状态。

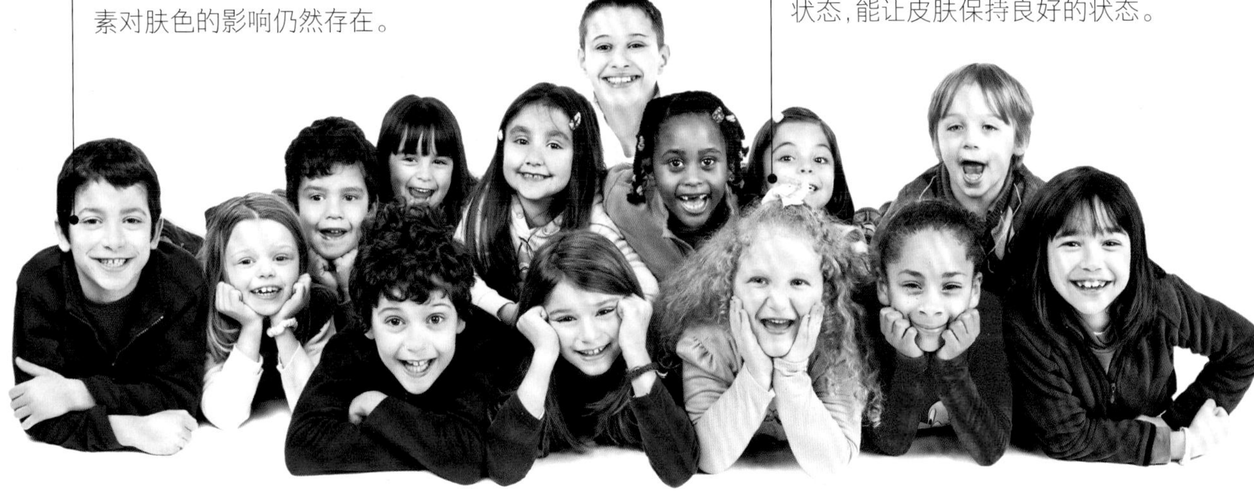

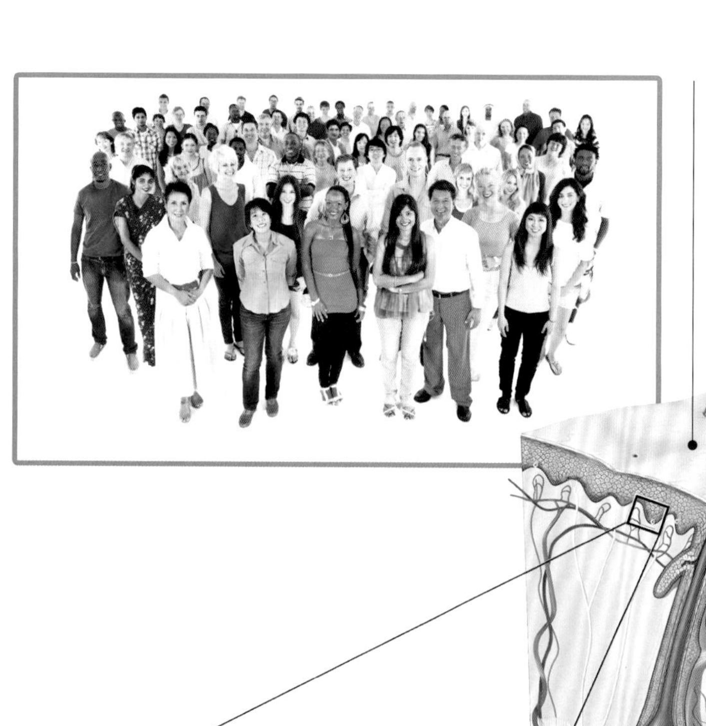

影响因素

同一种族的人中，皮肤颜色的深浅也不完全相同，即使是同一个个体，皮肤的颜色也会受到年龄、环境、季节、食物、皮肤状态、健康状况等因素的影响。

黑色素细胞

皮肤中的黑色素细胞能产生黑色素，黑色素可以保护皮肤细胞免遭紫外线辐射的损伤。光照充足时，黑色素细胞会分泌更多黑色素来保护皮肤，这也是人容易被晒黑的原因。

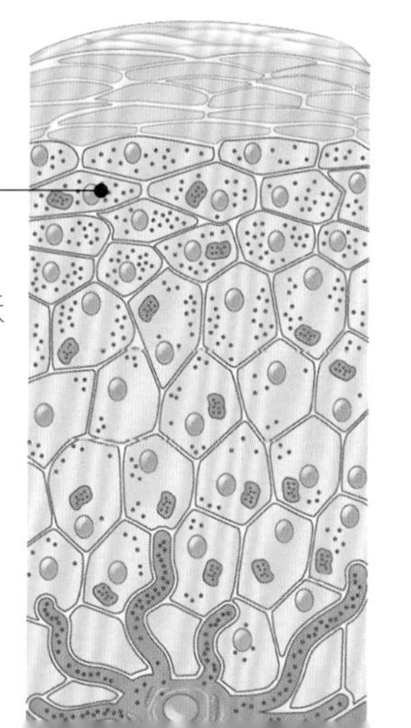

黑色素较多

含有黑色素较多的皮肤颜色较深。

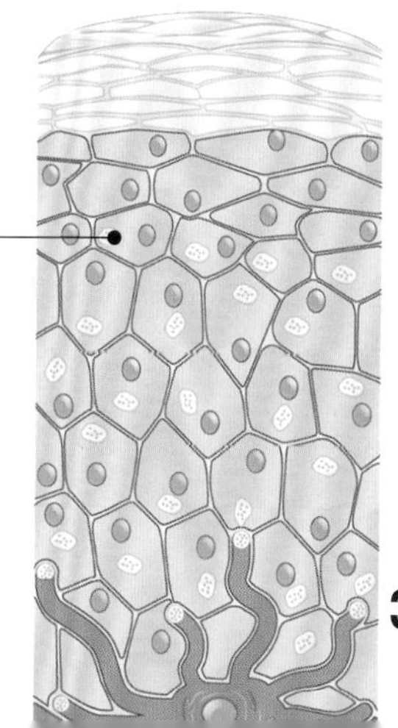

黑色素较少

含有黑色素较少的皮肤颜色较浅。这种皮肤缺少黑色素保护，比较敏感。

身体防御机制：发烧

人的正常体温约为37℃，超过正常体温时就是发烧。细菌、病毒等病原体的入侵可能会引起发烧，人体内的类固醇等物质在某些条件下也可能引起发烧。发烧并不是疾病，而是人体应对某些疾病或生理状态的自然反应。但是，长时间体温过高会严重影响人体器官的机能，甚至威胁人的生命。

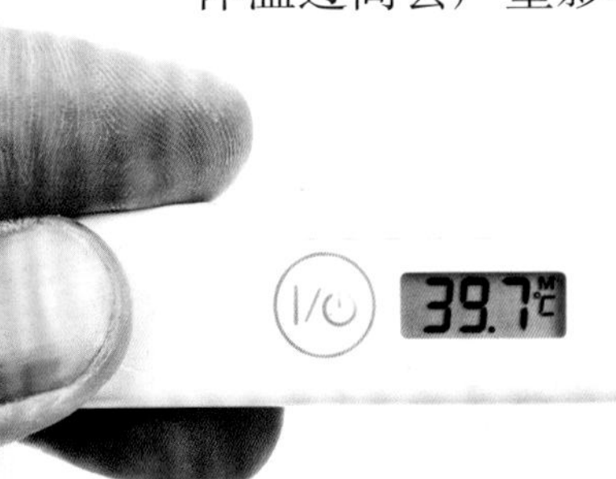

自主调节

发烧是体温调节中枢应对特殊身体状况而进行自主调节的结果。

测量体温

利用温度计可以快捷地测量出体温，而且方便记录和监测体温。

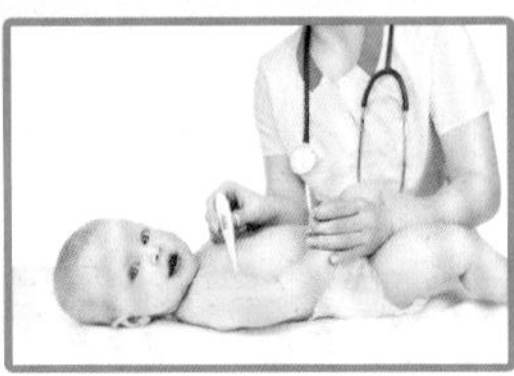

耐受极限

人体最高的耐受温度为41.4℃，体温过高会使人休克、出现严重的并发症，甚至死亡。

消灭病原体

发烧能够破坏病原体的活性、提高免疫系统工作速率，尽快消灭病原体。

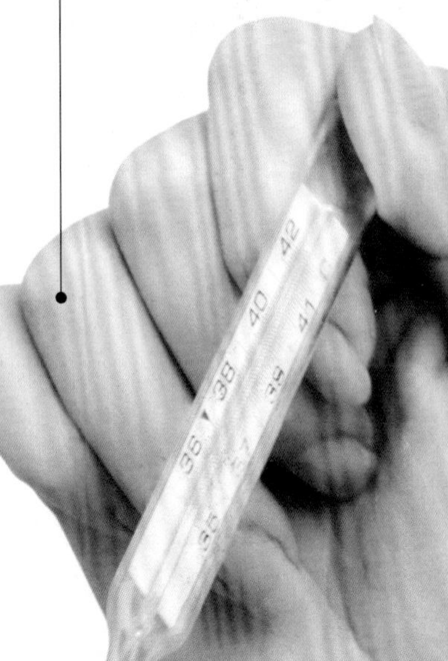

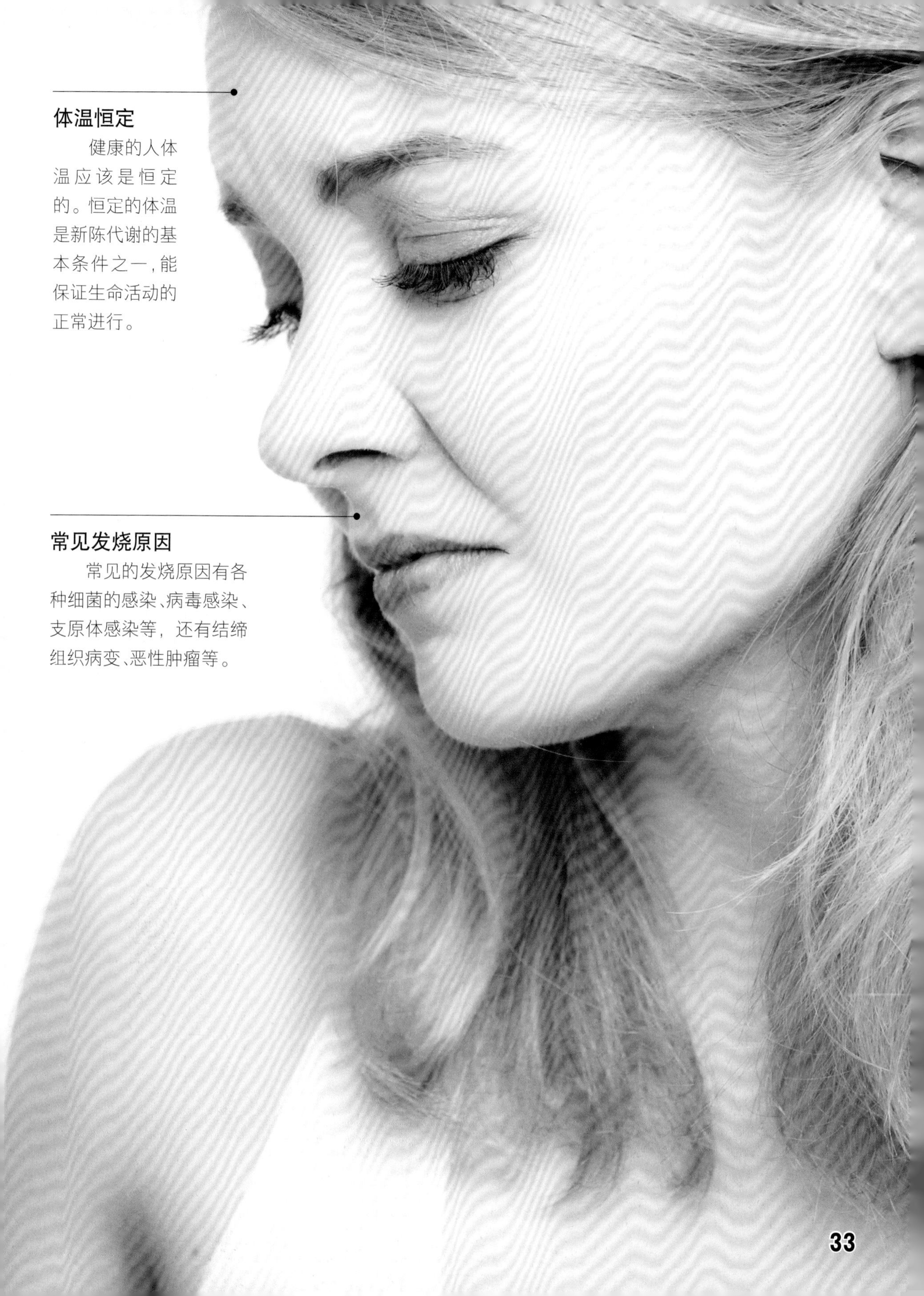

体温恒定

健康的人体温应该是恒定的。恒定的体温是新陈代谢的基本条件之一，能保证生命活动的正常进行。

常见发烧原因

常见的发烧原因有各种细菌的感染、病毒感染、支原体感染等，还有结缔组织病变、恶性肿瘤等。

劳累的征兆：疲倦

疲倦分为身体乏累为主的身体疲倦和精神紧张为主的精神疲倦。身体疲倦是能量耗尽、内环境失调等原因引起的机体工作能力降低现象；精神疲倦则主要由过度用脑或不良情绪引起。疲倦是身体的正常反应，用以提醒人注意休息。

疲倦的反应

疲倦的典型反应包括浑身无力、腰酸腿疼、有困意、精神不集中、面色苍白、口舌干燥等。

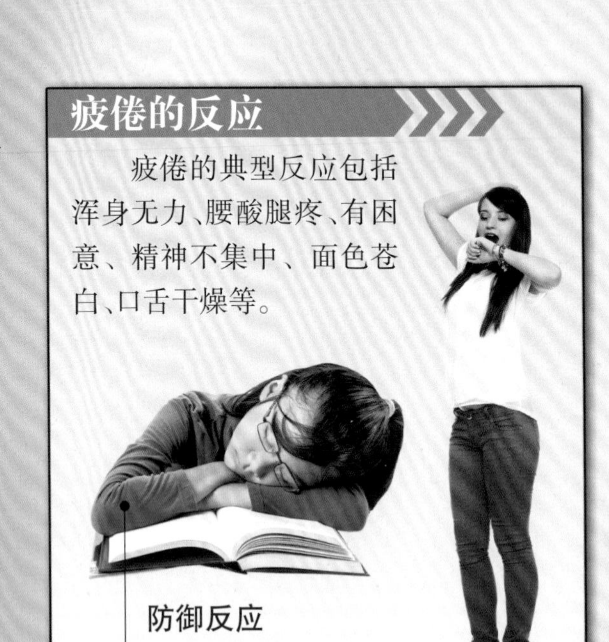

防御反应

疲倦是一种生理性防御反应。

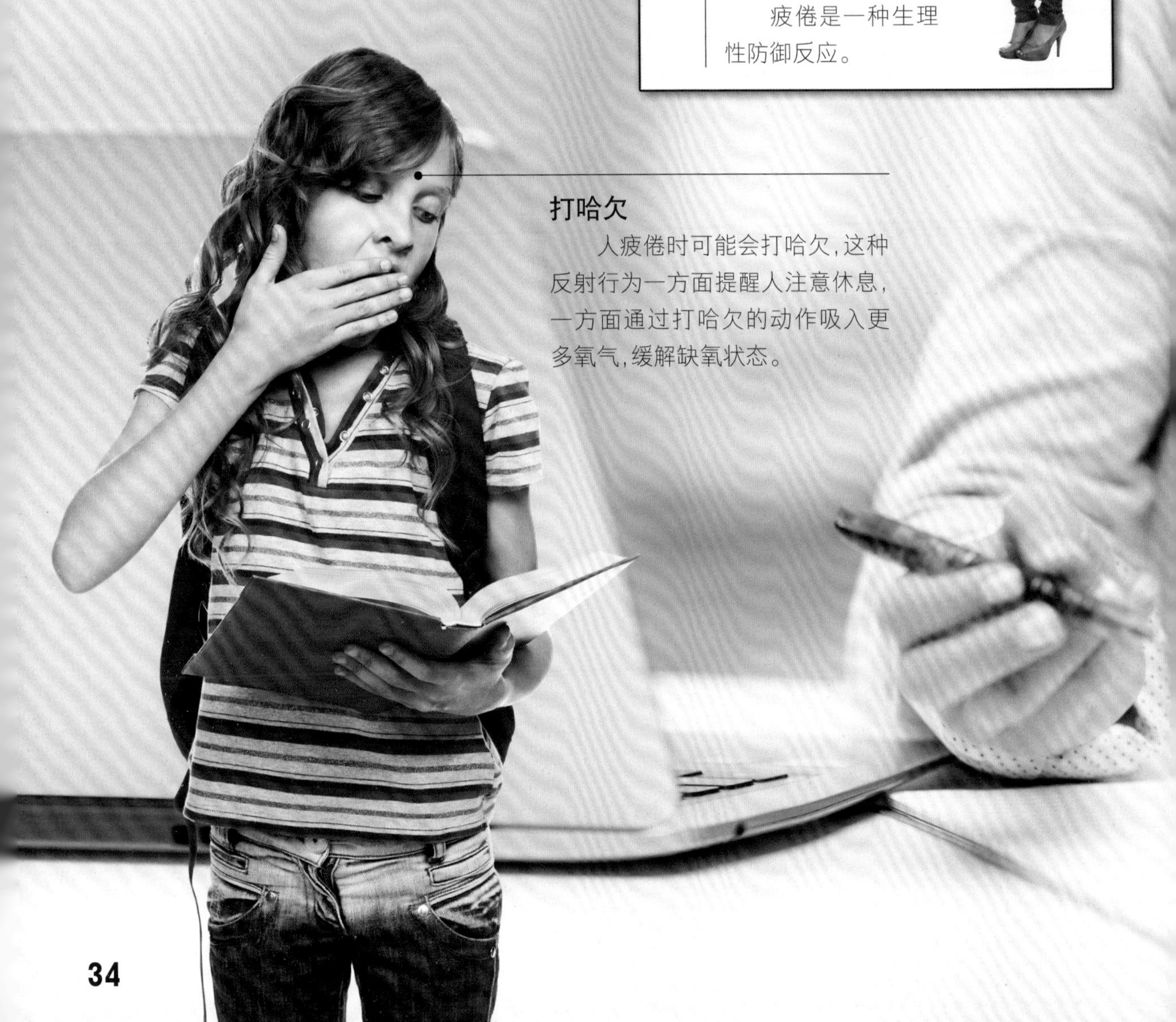

打哈欠

人疲倦时可能会打哈欠，这种反射行为一方面提醒人注意休息，一方面通过打哈欠的动作吸入更多氧气，缓解缺氧状态。

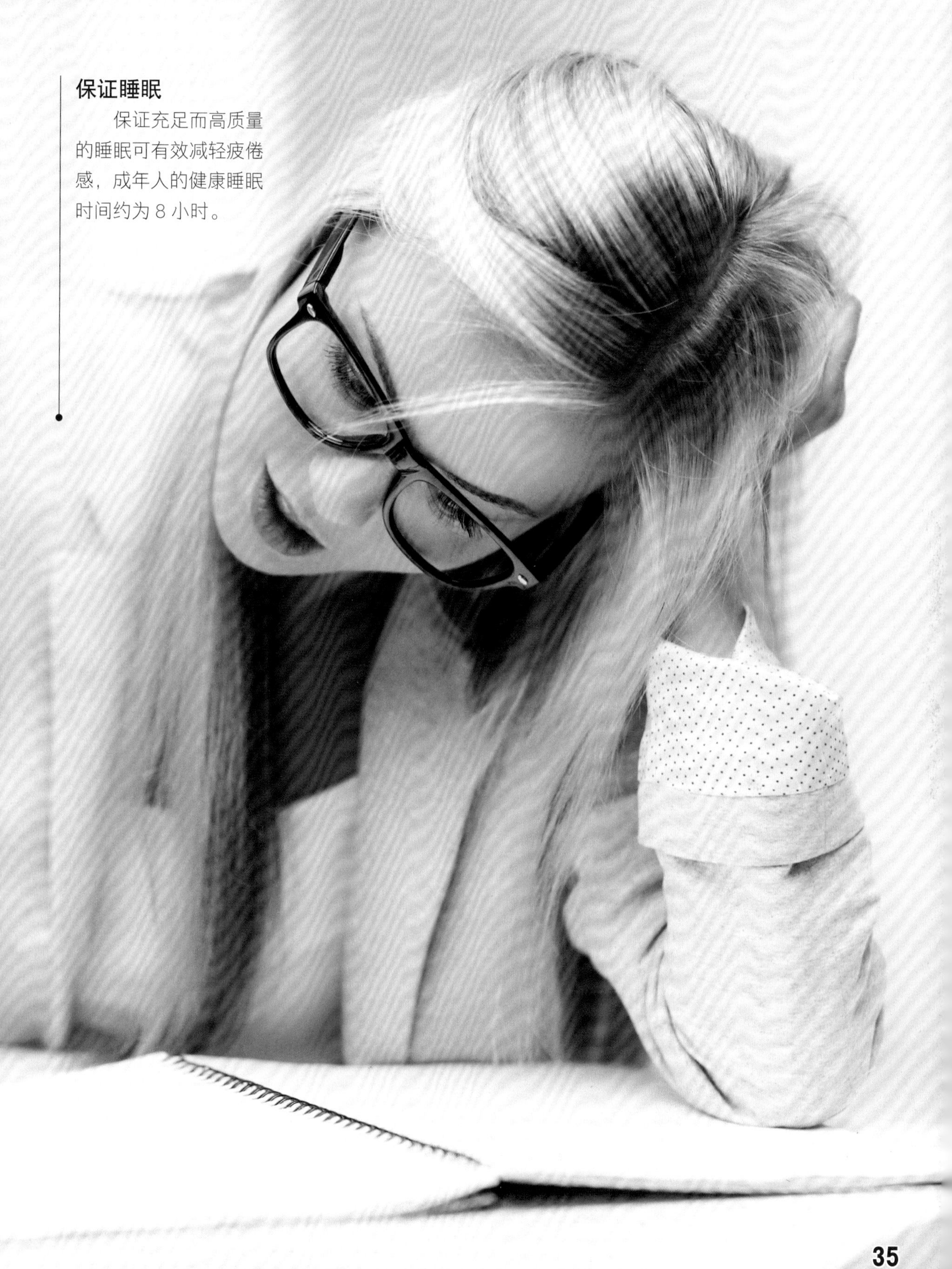

保证睡眠

保证充足而高质量的睡眠可有效减轻疲倦感，成年人的健康睡眠时间约为 8 小时。

自我休息：睡眠

睡眠是人自然休息的状态，睡眠可以让疲劳的身体得到充分休息，恢复体力。此外，睡眠是消除大脑疲劳的主要方式，睡眠能够舒缓压力，使紧绷的大脑得到放松，有利于保持良好的精神状态、提高记忆力。

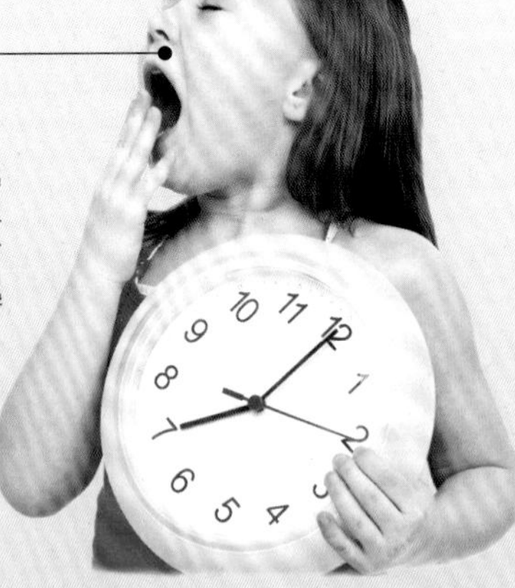

不良影响

长期睡眠不足或睡眠质量差容易引起神经衰弱、体力不支等疾病。

睡眠环境

在15℃~24℃的环境中，人更容易进入高质量的睡眠状态中。

不良状态

睡眠出现问题可能导致焦虑、反应迟钝、免疫力降低、记忆力减退、工作效率下降等不良状态。

睡眠姿势

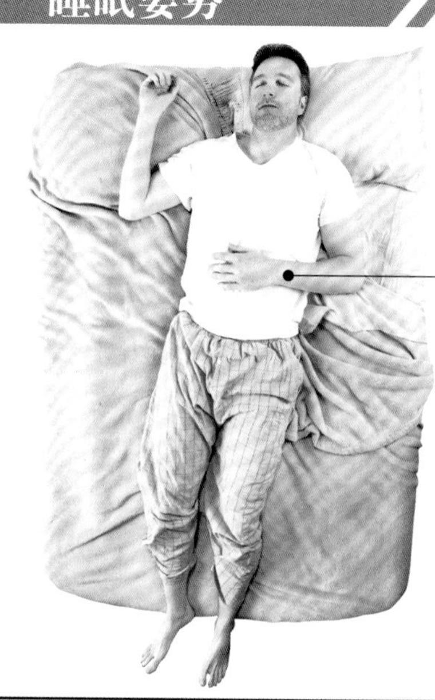

健康的睡眠姿势应该是右侧位或正平卧位，这样的睡姿不会压迫心脏，而且还有助于全身肌肉的放松和休息。

充足的睡眠时间

未成年人每天需要 8 小时以上的睡眠时间。

益处

健康合理的睡眠姿势能够增加睡眠的休息效果。

深度睡眠

深度睡眠也被称为“黄金睡眠”，其持续时间只占整晚睡眠时间的四分之一。

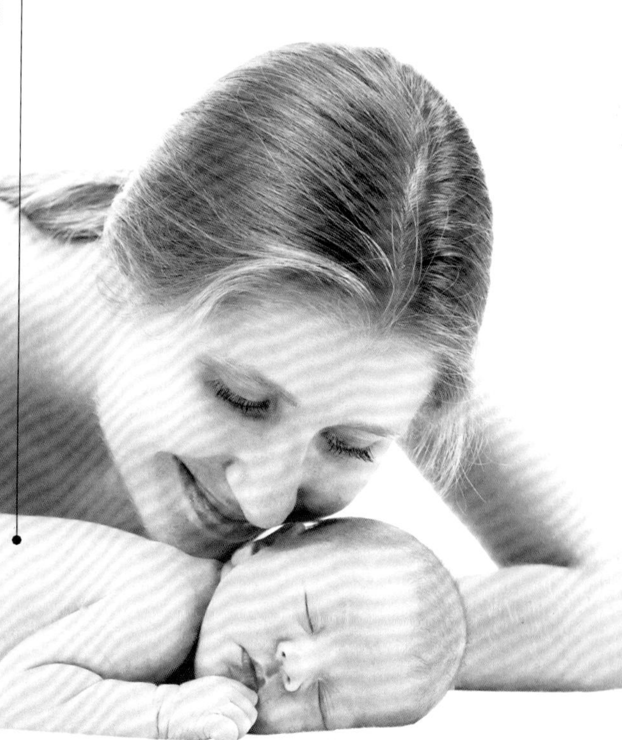

睡眠中的幻象：梦

梦是人在睡眠时想象出的影像、声音、思考或感觉，梦通常是非自愿的。人在睡眠时，脑细胞也进入放松和休息状态，但有些脑细胞没有完全进入休息状态，微弱的刺激会引起尚未休息脑细胞的活动，人就会做梦。

梦与睡眠

做梦是人体一种正常的、必不可少的生理和心理现象，几乎每个人都会在睡眠中做梦。

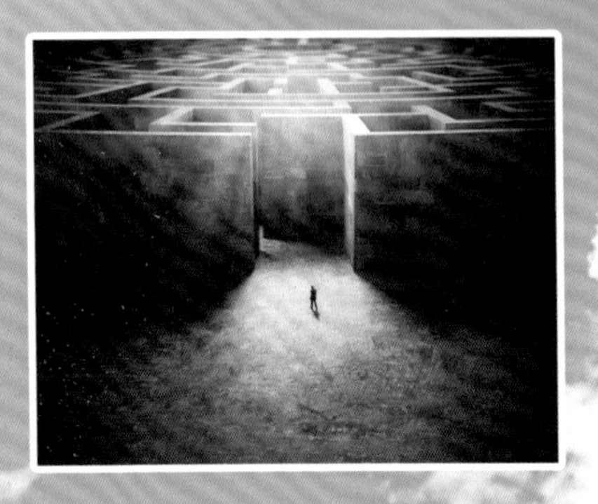

日有所思夜有所梦

如果某件事让人印象深刻，睡眠中，就可能出现一个与这件事有关的梦。

大脑活动

学术界普遍认为，梦是脑在做信息处理与巩固长期记忆时所释放出的一些神经脉冲，这些神经脉冲被大脑解释成了视觉、听觉、触觉等信号，从而形成了梦境。

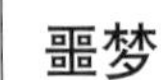

噩梦

人会做各种各样的梦，但最令人难以承受的非噩梦莫属。噩梦的内容可能恐怖，也可能让人震惊，有时人会在噩梦中惊醒。

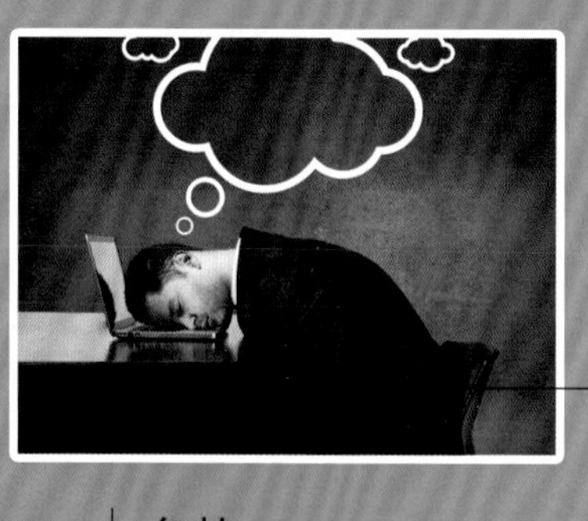

梦中的环境

梦中的环境可能是人在生活中曾经经历过的环境，也可能是完全陌生的环境。

多梦

有些人在睡觉醒来后，会感觉到自己做了很多奇怪而纷乱的梦，并伴有头晕疲倦的感觉，这种情况被称为多梦。

梦游

梦游是在睡眠中突然进行其他活动的行为，梦游是一种无意识的行为，不受主观思维和理性的控制。

外部刺激

外部刺激可能会引发人的梦，例如，当阳光照在沉睡的人的脸上，他就可能梦到熊熊燃烧的大火炙烤着自己。

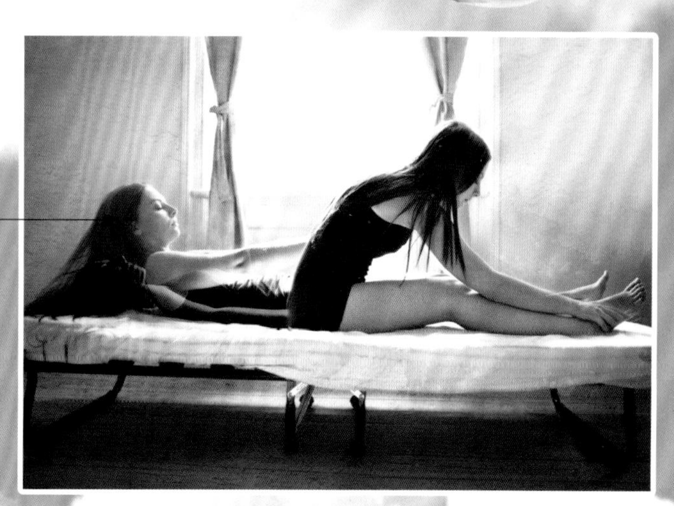

做梦的时间

研究显示，人做梦的时间会随着年龄的增长而逐渐减少。婴儿有一半的睡眠时间都在做梦，而 60 岁以上的老人，睡眠中只有 15%的时间会做梦。

能量不足的信号：饥饿

当人体所需的能量无法通过消化系统获得满足时，人就会产生饥饿的感觉，这时人就会产生想吃东西的感觉。这是因为，人体对能量的需求是持续的，胃肠排空后，就无法持续提供能量，这时，胃肠的周期性蠕动和收缩的刺激会使人产生饥饿感。

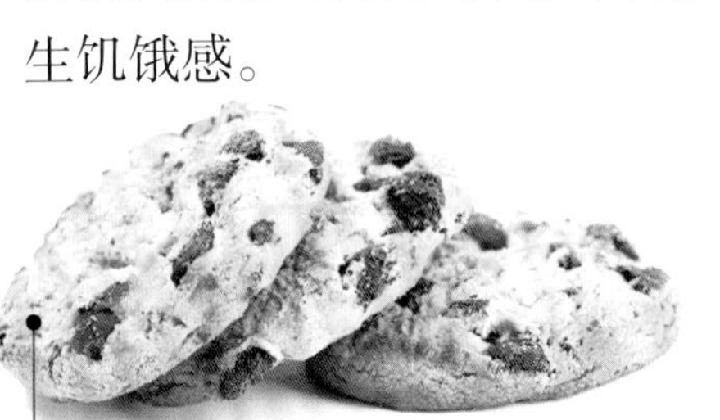

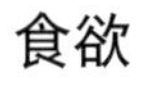

正常反应

饥饿是人体在外部摄入能量不足时的正常反应。

食欲

饥饿感出现的时候，人的食欲会变得特别旺盛。

及时进食

及时进食能快速缓解饥饿感。

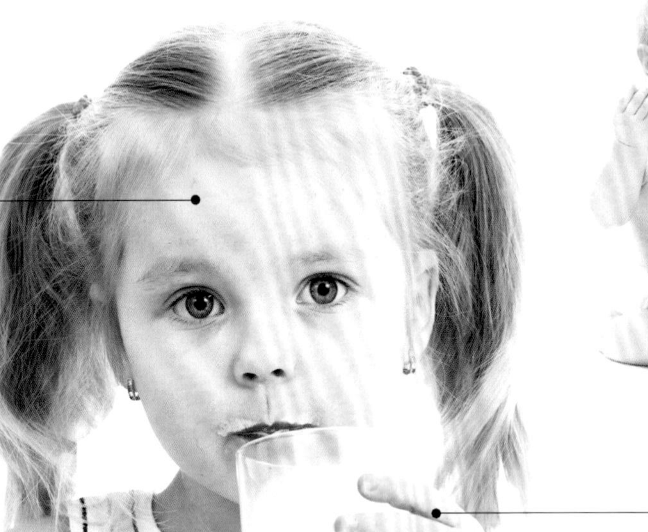

优先供应

人在饥饿时，全身养分会优先供给大脑，保证大脑的正常工作。

容易饥饿

婴儿和儿童更容易饥饿，因为他们处于快速生长阶段，且新陈代谢速率较快。

健康的饮食方式

健康的饮食方式对人体十分重要。要保证营养均衡，不偏食，进食定时定量，充分咀嚼，这样对肠胃和身体健康有利。

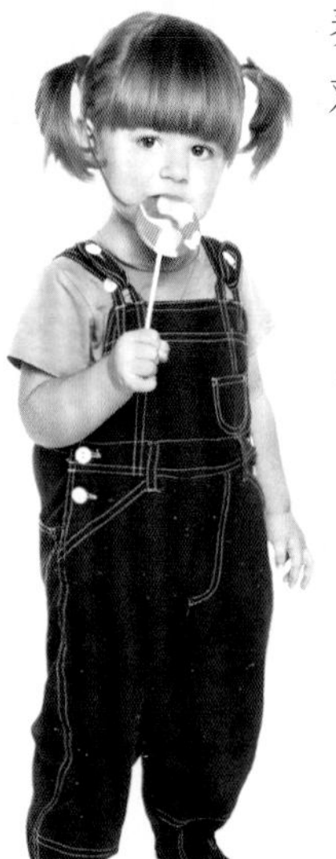

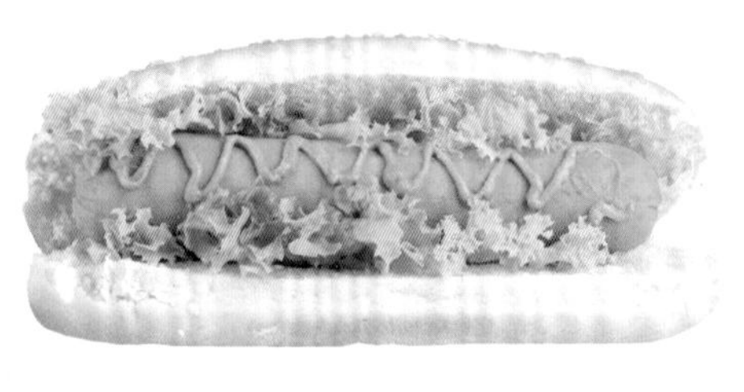

狼吞虎咽

很多人吃饭狼吞虎咽，这样吃饭无法充分咀嚼，会加重消化系统的负担。久而久之，容易引起消化道疾病。

条件反射

人体生命活动的能量主要来源于食物，所以，人会形成条件反射，即在饥饿时会特别想吃食物。

能量来源

食物中含有的碳水化合物、脂肪、蛋白质和水等，是人体的能量来源。

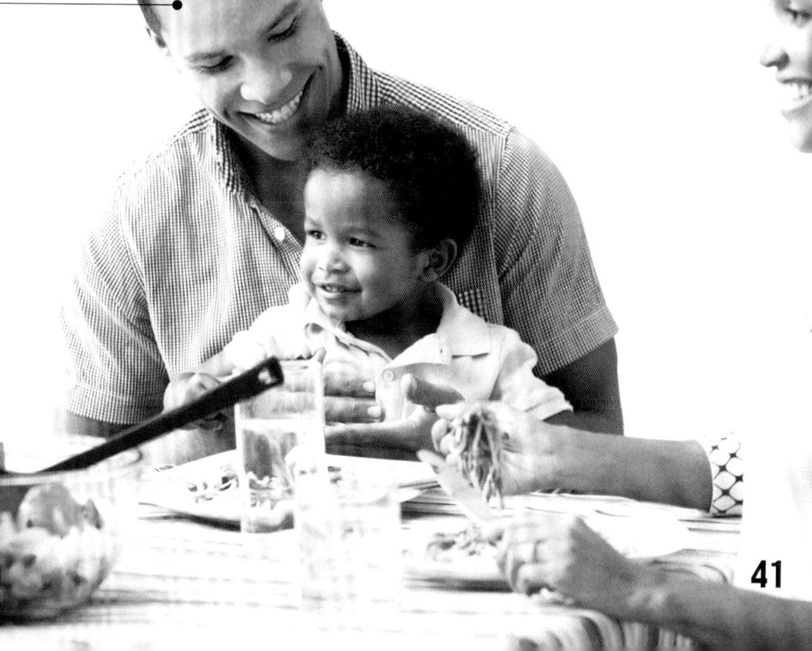

人体缺水的反应：口渴

当身体严重缺水时，就会产生口渴的感觉。口渴更像是一种"警报",而非提示,出现口渴感觉时,身体内的水分已经严重不足。导致身体缺水的原因有很多，大量流汗、失血、呕吐、腹泻、天气炎热或高温中暑等都会导致身体缺水。此外,如果一天当中摄入的食盐过多,也会引起口渴。

生命之源

水是生命之源,水在人体的新陈代谢中有非常重要的作用。

饮水需求

一般来说,一个成人每天大约需要饮用 2 200 毫升水才能满足身体的正常需要。

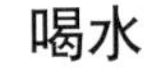

饮用水

保证饮用水的洁净对身体健康十分重要。

喝水

喝水是解决口渴的最直接的途径，喝进的水主要在胃部吸收,并进入人体。

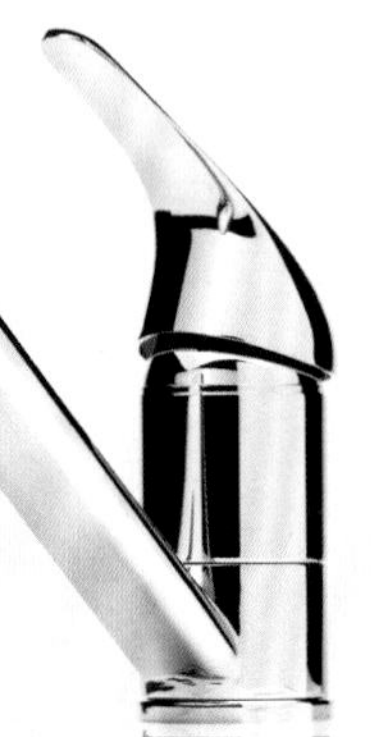

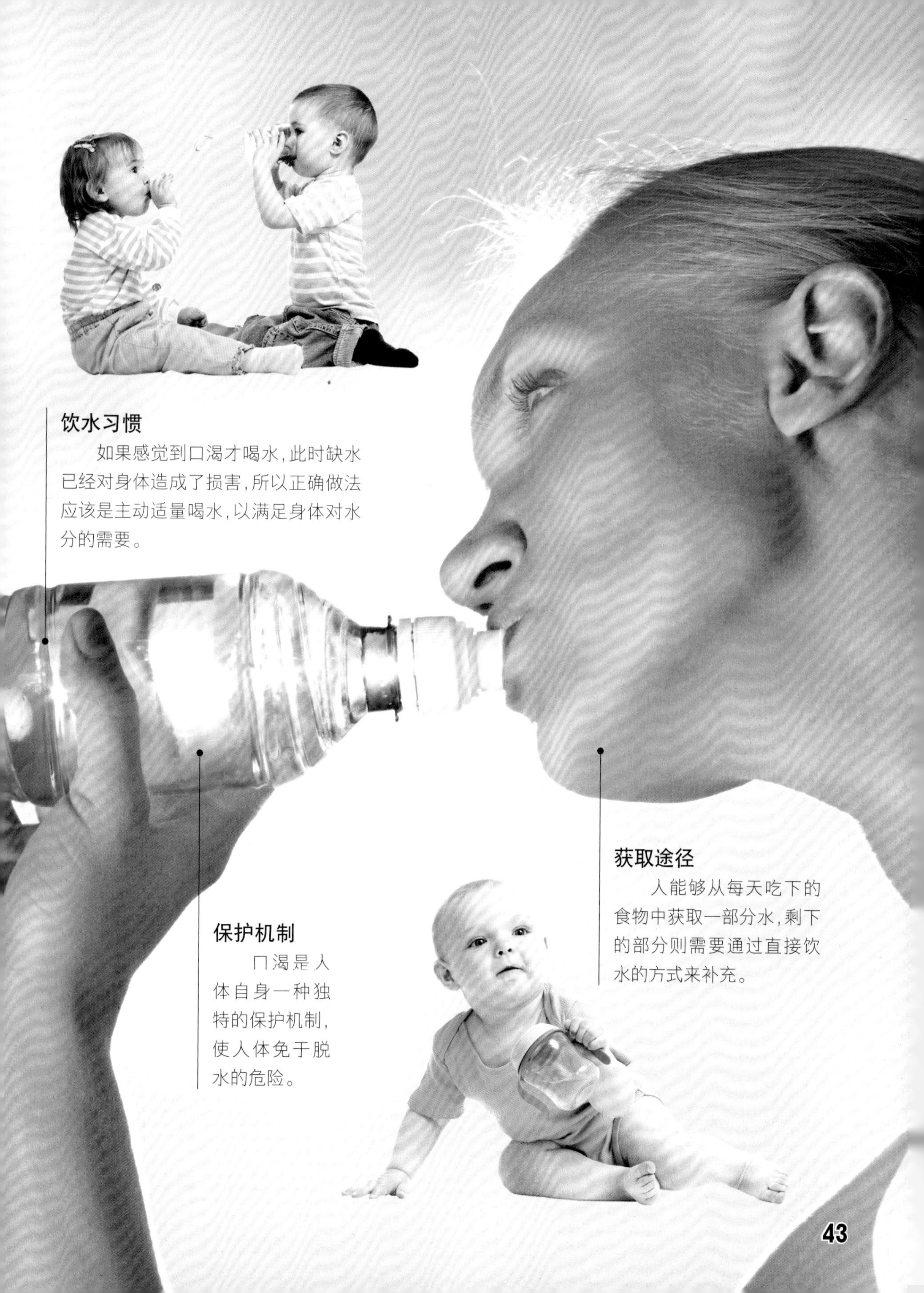

饮水习惯

如果感觉到口渴才喝水，此时缺水已经对身体造成了损害，所以正确做法应该是主动适量喝水，以满足身体对水分的需要。

获取途径

人能够从每天吃下的食物中获取一部分水，剩下的部分则需要通过直接饮水的方式来补充。

保护机制

口渴是人体自身一种独特的保护机制，使人体免于脱水的危险。

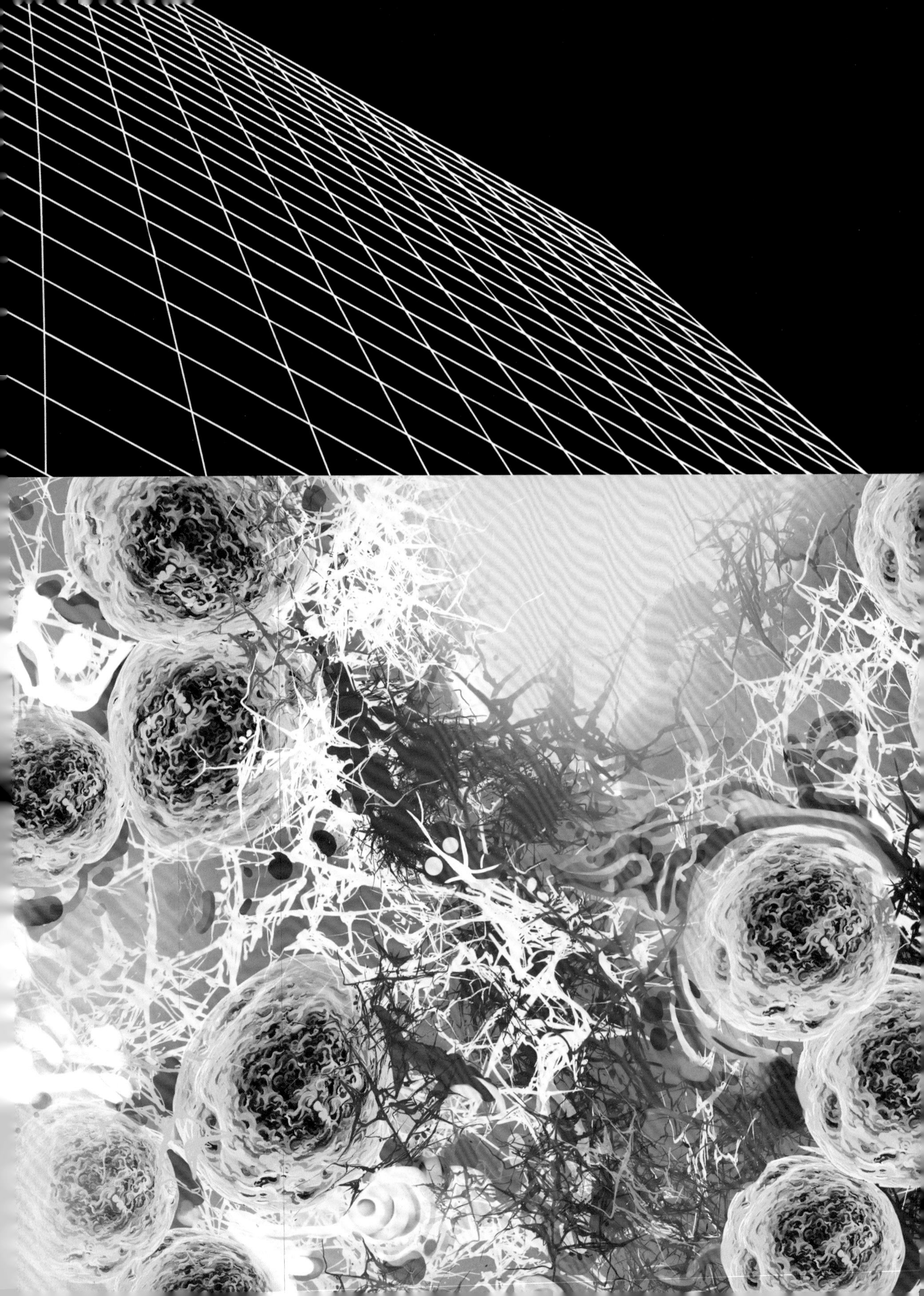

与人体息息相关的微生物

YU RENTI XIXIXIANGGUAN DE WEISHENGWU

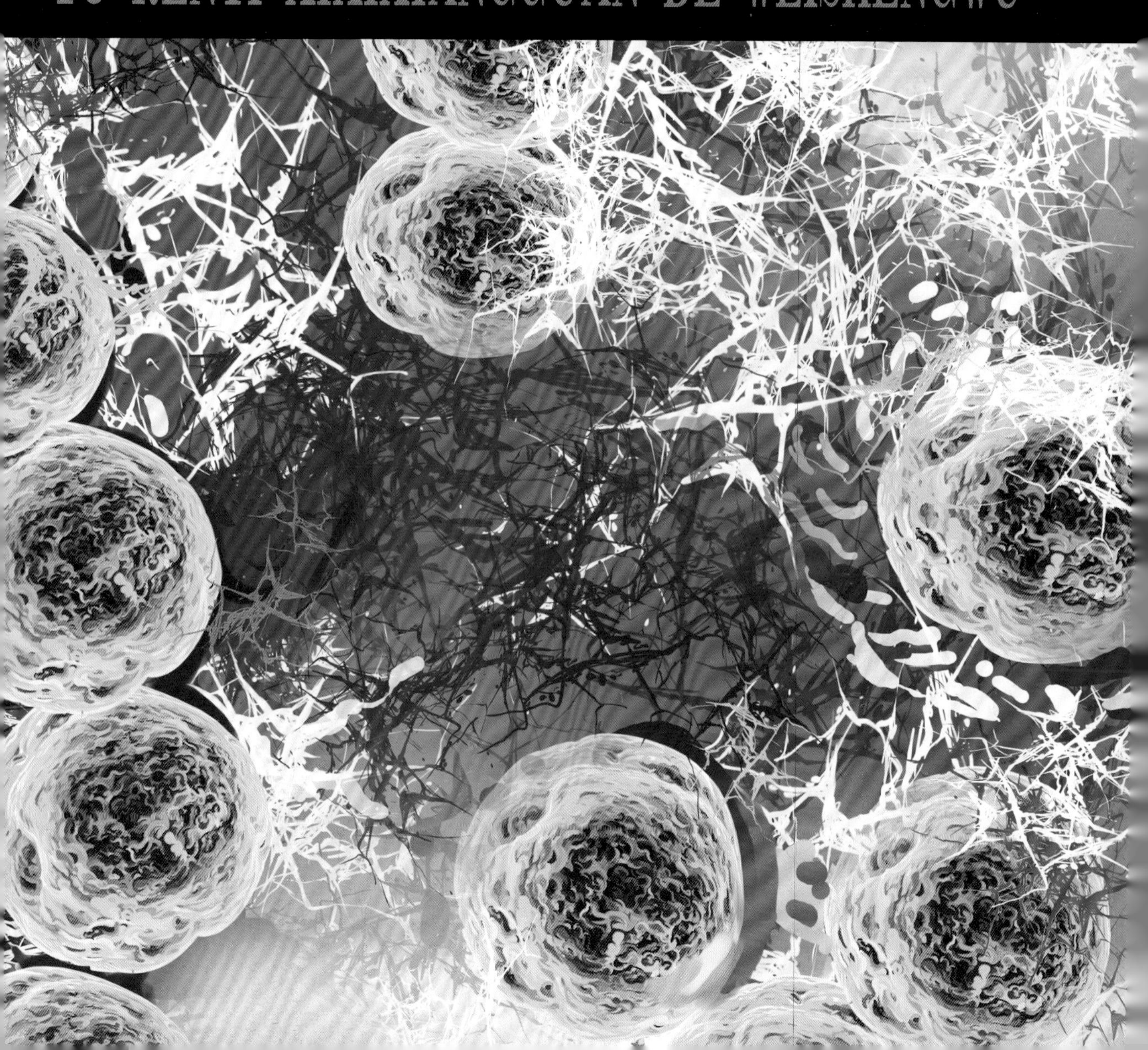

人类最早应用的微生物：酵母菌

酵母菌是子囊菌、担子菌等几科单细胞真菌的通称，目前为止，已知的酵母菌有 1 000 多种。酵母菌是人类文明史上最早被应用的微生物，在加工食物、酿酒等方面发挥了很重要的作用。酵母菌可在缺氧环境中生存，在自然界中主要生存在偏酸性的潮湿含糖环境中。

形态

酵母菌的形态通常有球形、卵圆形、腊肠形、椭圆形、柠檬形、藕节形等。

蒸馒头

人们在蒸馒头的时候经常会放一些酵母菌，酵母菌在发酵过程中会产生二氧化碳，从而使馒头变得疏松多孔。

发酵香味

酵母菌的一系列生物化学反应，会让馒头有一种特殊的发酵香味。

体积变大

加入酵母菌的馒头蒸熟后体积会明显变大。

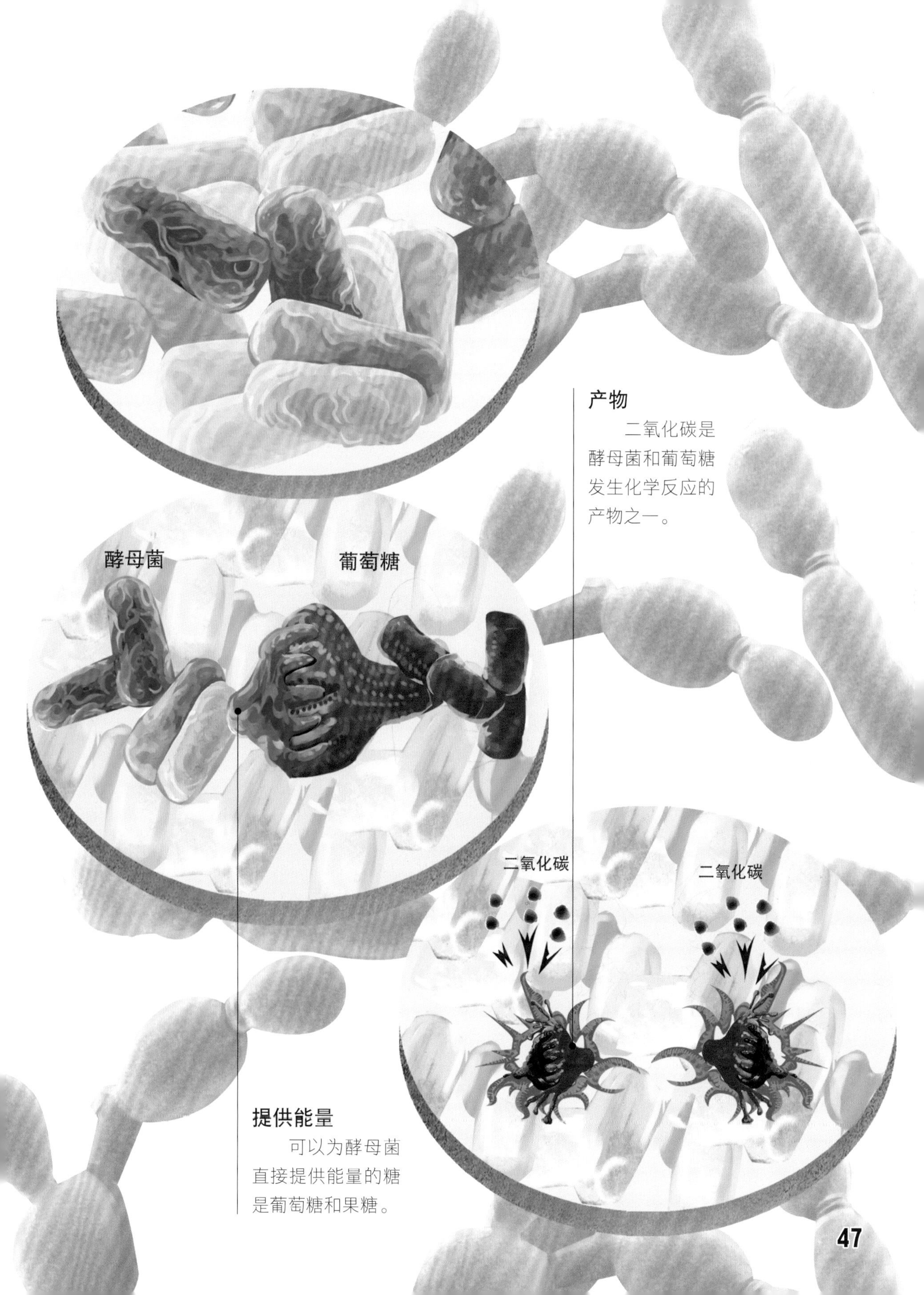

产物

二氧化碳是酵母菌和葡萄糖发生化学反应的产物之一。

提供能量

可以为酵母菌直接提供能量的糖是葡萄糖和果糖。

消化好帮手：乳酸菌

乳酸菌的种类很多，大概有 200 多种。乳酸菌能将碳水化合物转化成乳酸，这类微生物因此得名。大多数种类的乳酸菌是人体有益菌，只有少部分是人体致病菌。在人体中，乳酸菌主要分布在肠道中，具有重要的生理功能。

自然界分布

乳酸菌在自然界中分布十分广泛，且有丰富的物种多样性。

作用

肠道中的乳酸菌有助于消化食物，同时有调节肠道菌群的作用。

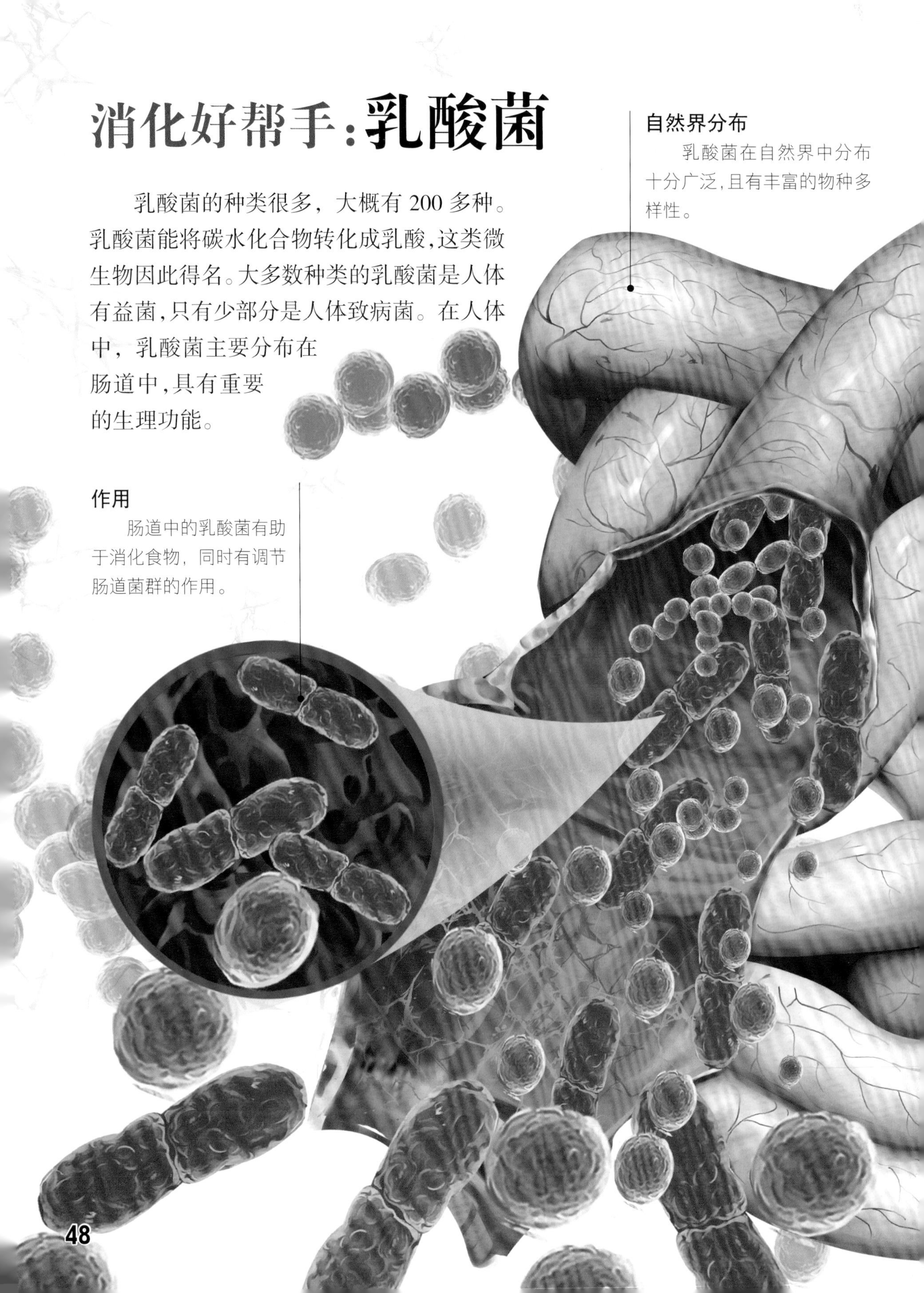

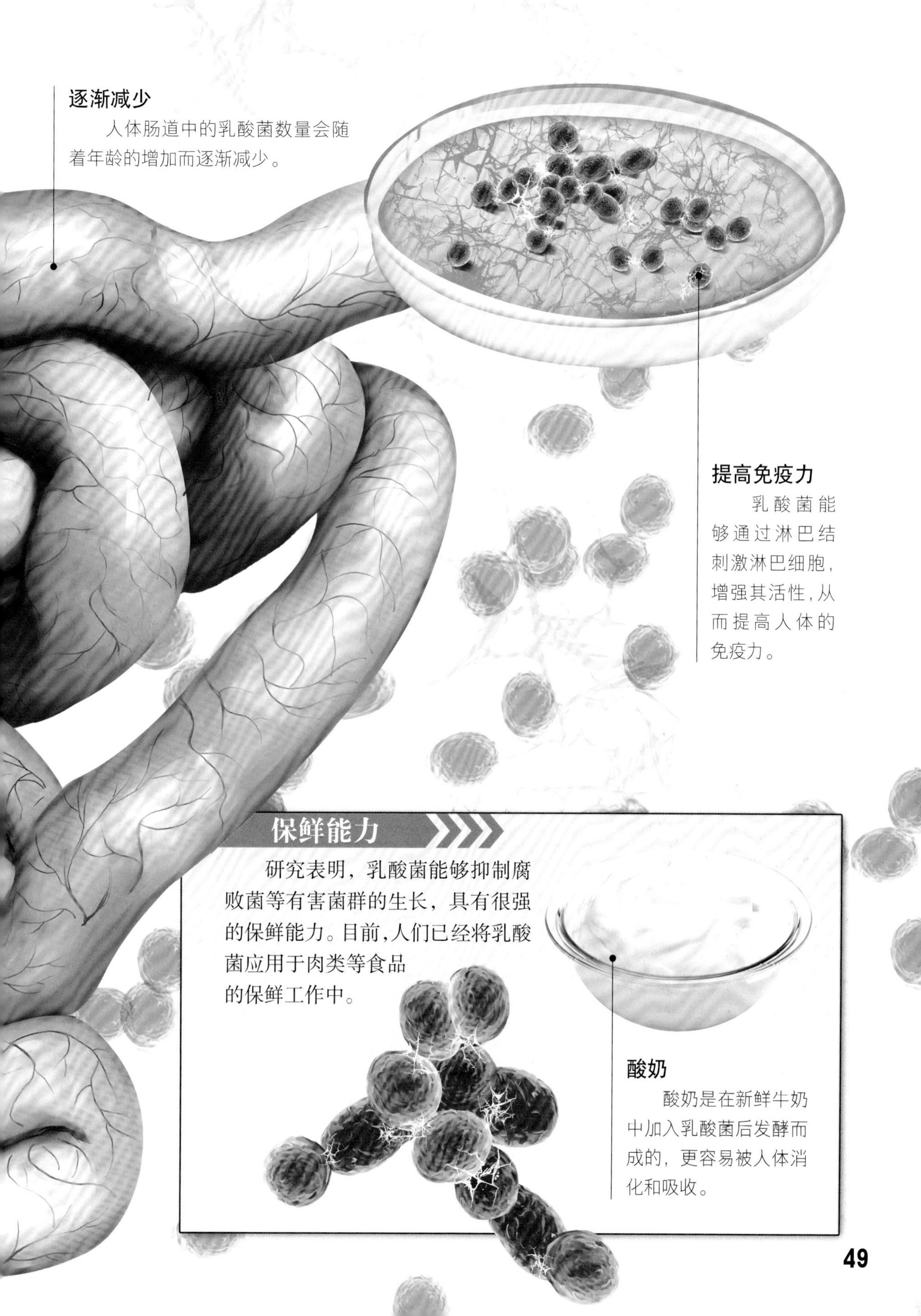

逐渐减少

人体肠道中的乳酸菌数量会随着年龄的增加而逐渐减少。

提高免疫力

乳酸菌能够通过淋巴结刺激淋巴细胞，增强其活性，从而提高人体的免疫力。

保鲜能力

研究表明，乳酸菌能够抑制腐败菌等有害菌群的生长，具有很强的保鲜能力。目前，人们已经将乳酸菌应用于肉类等食品的保鲜工作中。

酸奶

酸奶是在新鲜牛奶中加入乳酸菌后发酵而成的，更容易被人体消化和吸收。

健康晴雨表：双歧杆菌

双歧杆菌是人体内的一类益生菌，这一菌群状态在一定程度上代表人体肠道的健康状况。双歧杆菌数量的减少，暗示人体肠道系统可能出现健康问题，双歧杆菌因此被称为人体健康的晴雨表。

作用

双歧杆菌能保护人体肠道健康，减少肠道疾病的发病率，这种作用在婴幼儿身上尤其明显。

数量变化

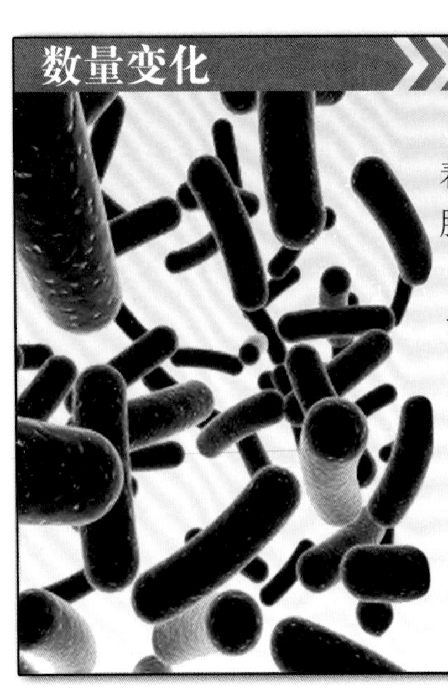

人体肠道内的双歧杆菌数量会随着年龄的增长而减少。这也是老年人肠道健康状况较差的原因之一。

婴儿肠道

处于母乳喂养期的婴儿肠道内的双歧杆菌数量是最多的，约占肠道菌群总量的 60%。

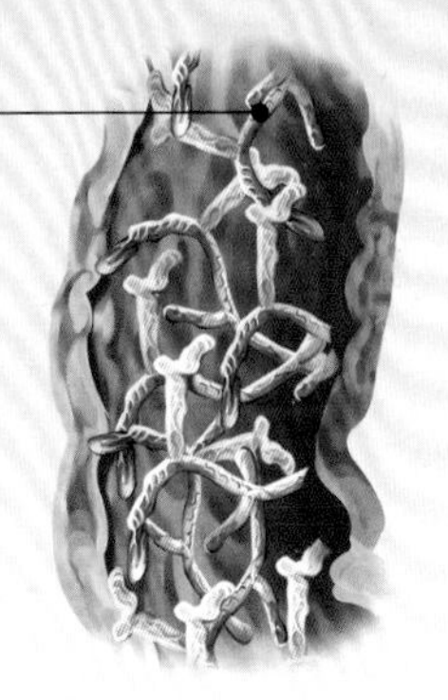

老人肠道

60 岁以上老人肠道内的双歧杆菌很少，甚至没有。

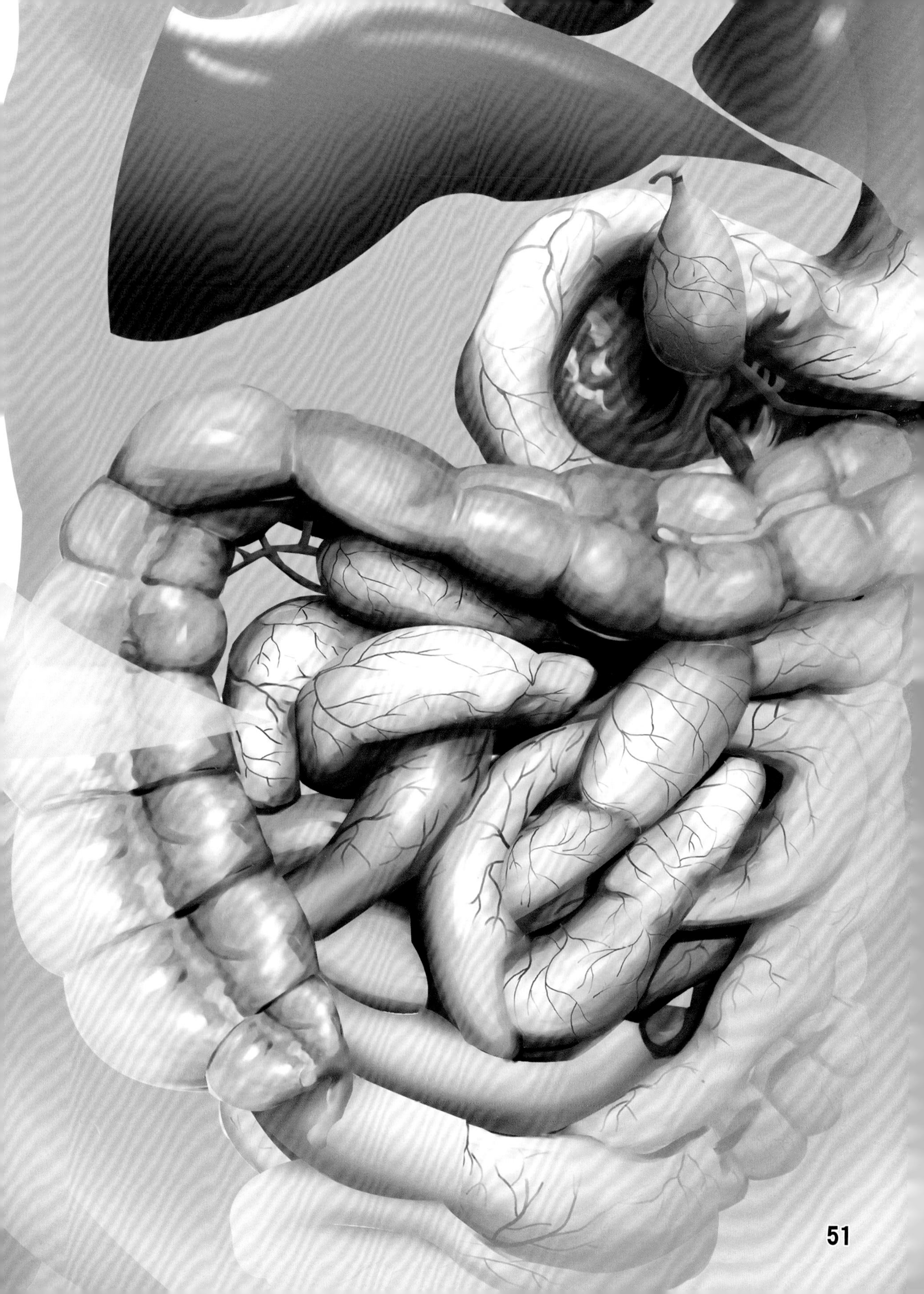

调节肠道微生态：嗜酸乳杆菌

嗜酸乳杆菌是人体内的有益菌，主要存在于人体小肠内，在胃中也有分布。嗜酸乳杆菌能够释放乳酸、乙酸等抗菌素，对有害菌起到抑制作用，抑制肠道有害微生物的生长繁殖，从而调节肠道菌群平衡。

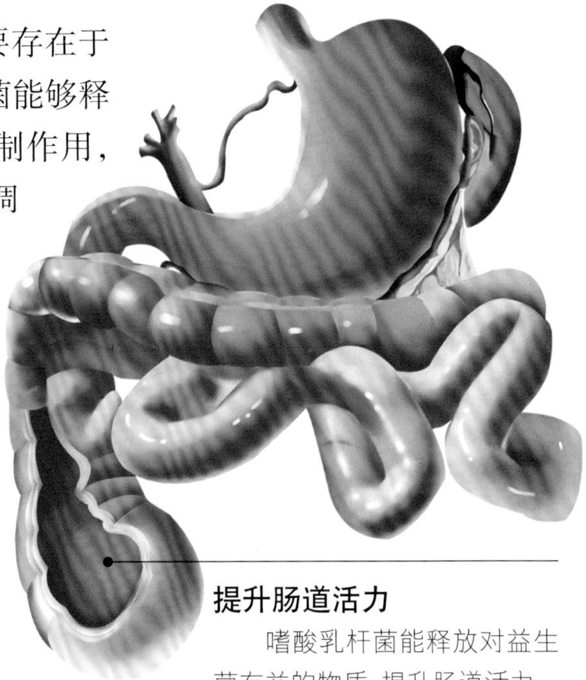

减少毒素

嗜酸乳杆菌能够减少肠道毒素的生成，减轻肝脏的解毒负担，有助于身体健康。

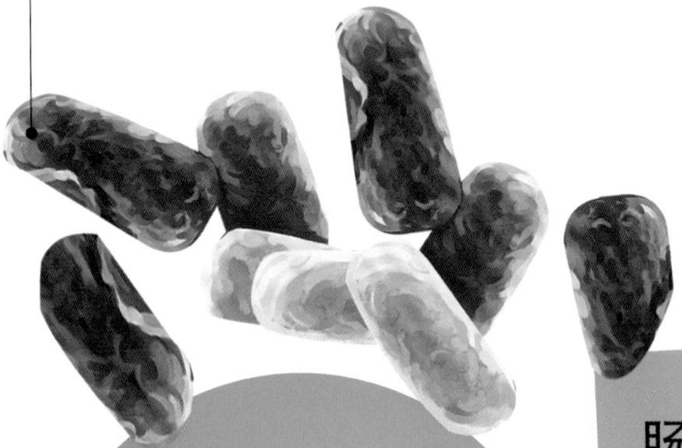

提升肠道活力

嗜酸乳杆菌能释放对益生菌有益的物质，提升肠道活力。

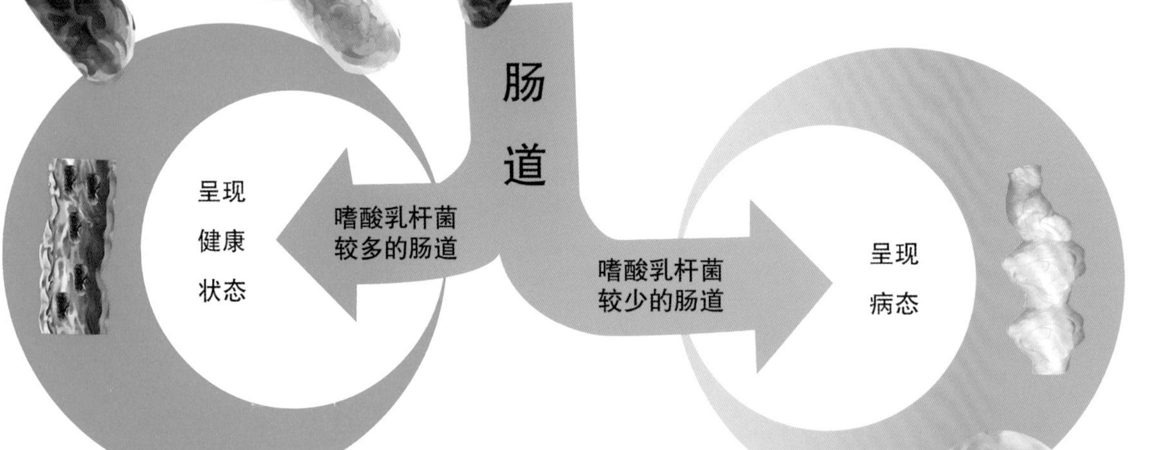

肠道

嗜酸乳杆菌较多的肠道

呈现健康状态

嗜酸乳杆菌较少的肠道

呈现病态

肠道健康

肠道内益生菌比例越高，对有害菌的抑制作用越强，肠道就会越健康。

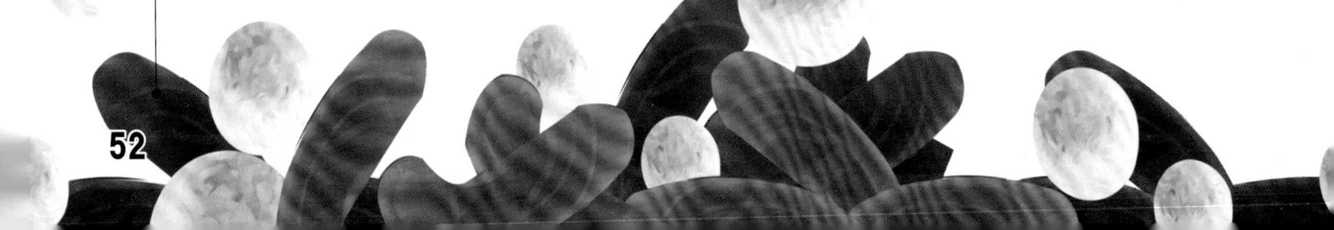

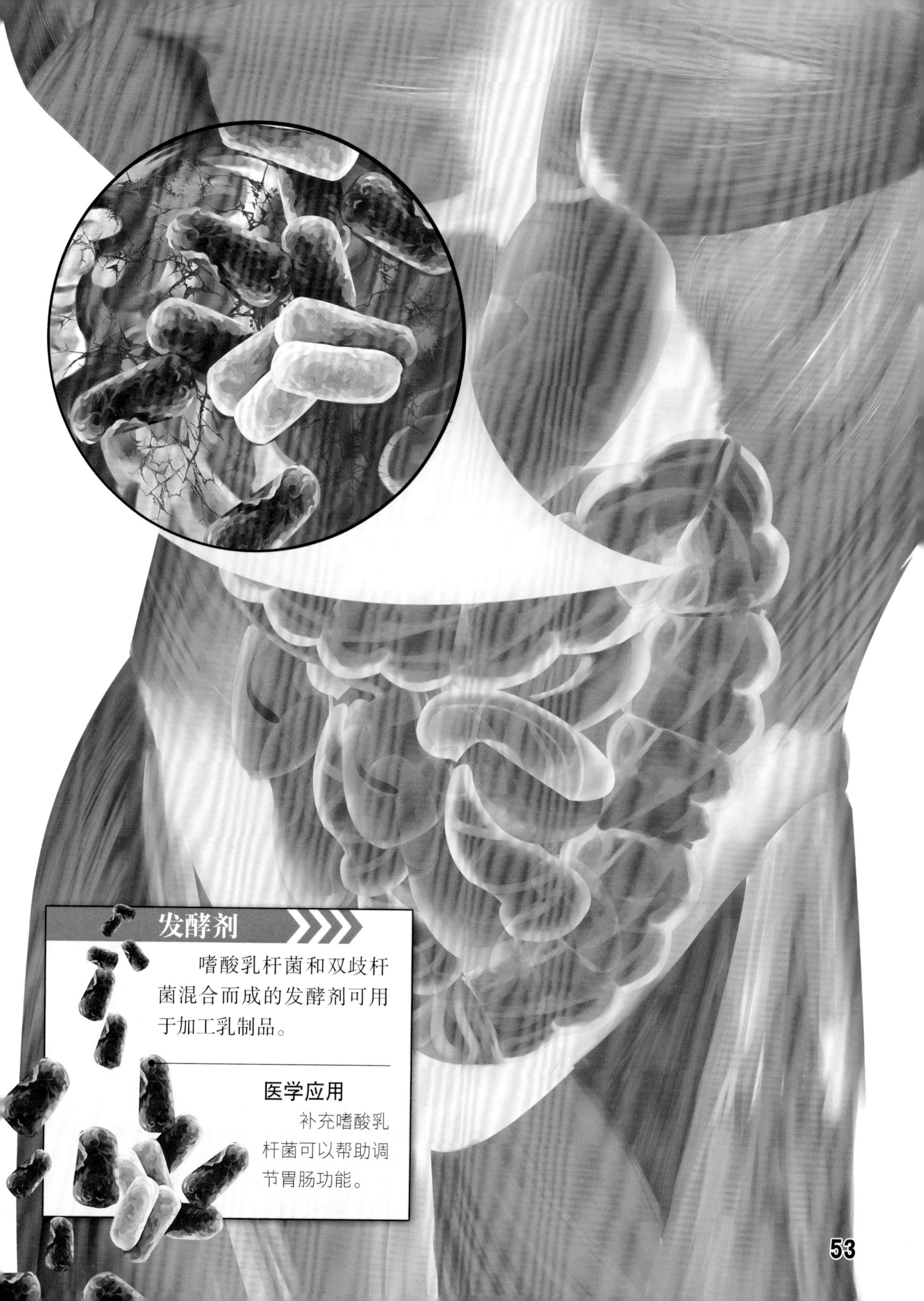

发酵剂

嗜酸乳杆菌和双歧杆菌混合而成的发酵剂可用于加工乳制品。

医学应用

补充嗜酸乳杆菌可以帮助调节胃肠功能。

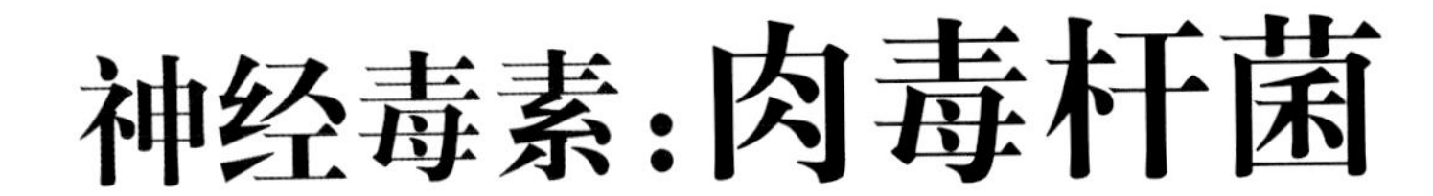

神经毒素:肉毒杆菌

肉毒杆菌是一种生长在缺氧环境下的细菌，在罐头食品和密封的腌制食物中生存能力极强，是毒性最强的细菌之一。肉毒杆菌的毒性主要来自于其释放的肉毒毒素，大约0.1 微克纯化肉毒毒素就能致人死亡，足见其破坏力之强。

破坏神经系统

肉毒杆菌对人体的毒害作用主要是通过破坏人体神经系统实现的。

致命病菌

肉毒杆菌是一种毒性非常强的致命病菌，一旦侵入人的神经系统，将会危及人的生命。

症状

肉毒杆菌在损害人体神经系统的同时，人会出现吞咽困难、呼吸困难、肌肉乏力等症状。

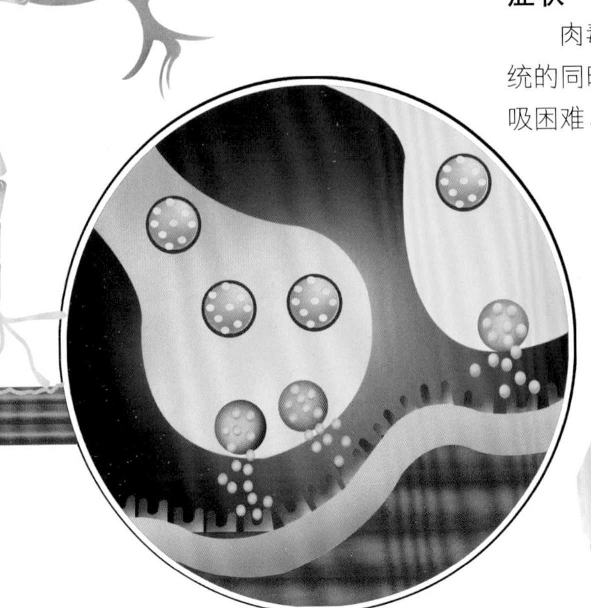

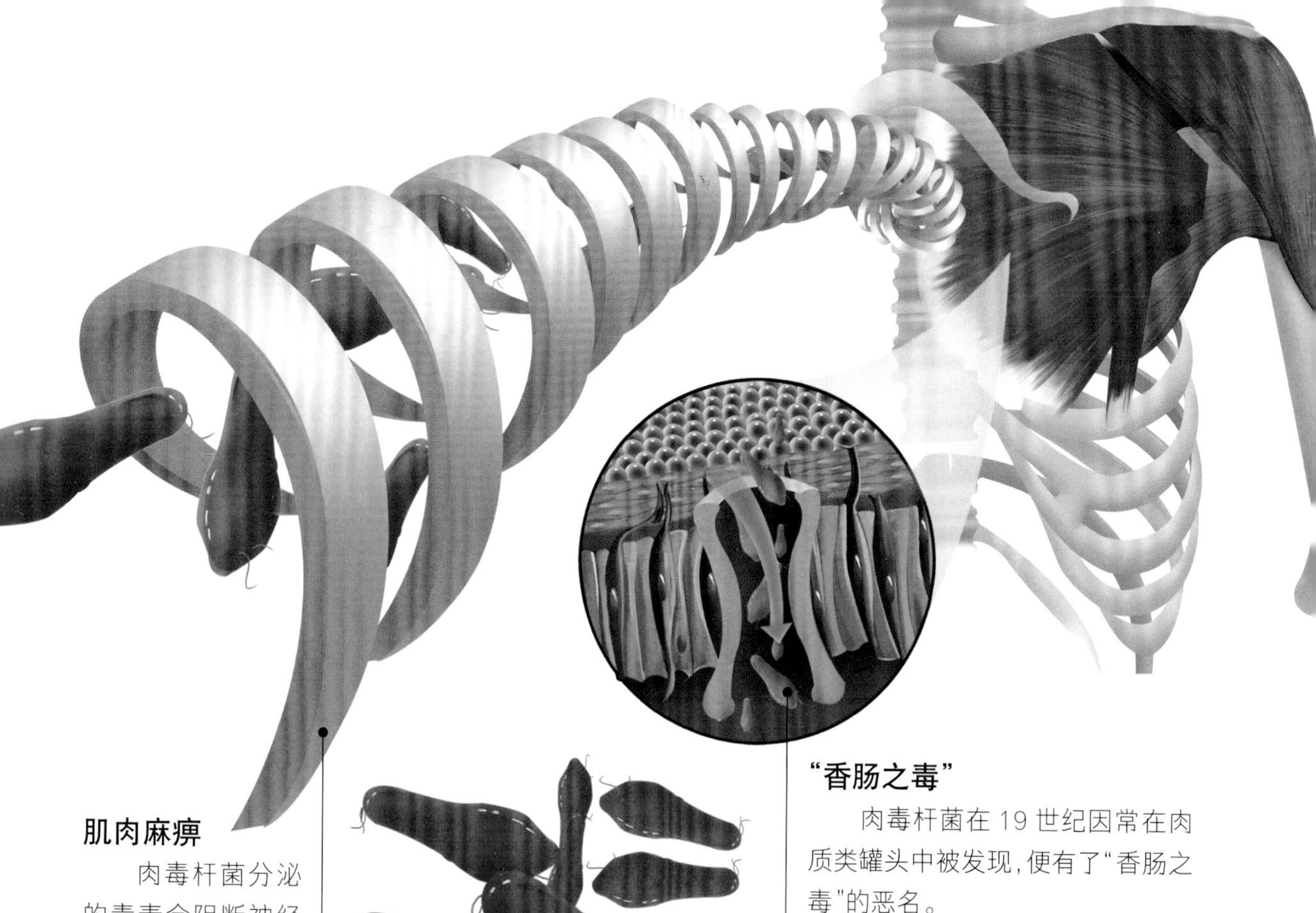

“香肠之毒”

肉毒杆菌在19世纪因常在肉质类罐头中被发现，便有了“香肠之毒”的恶名。

肌肉麻痹

肉毒杆菌分泌的毒素会阻断神经末梢分泌乙酰胆碱，使神经失去对肌肉的控制。

美容技术

美容学家利用肉毒杆菌能使肌肉暂时麻痹的特性，研制出了通过注射肉毒杆菌去除动态皱纹的技术，但是这样做的风险很大。

争议

目前，关于利用肉毒杆菌除皱的安全性问题争议很大。

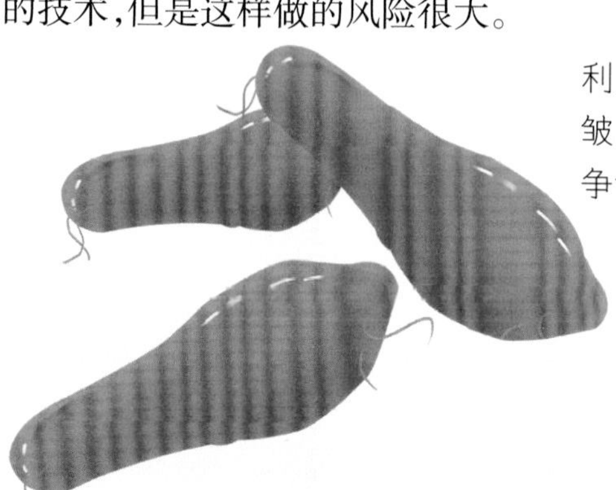

要求严格

注射肉毒杆菌需要严格掌控浓度和剂量，且对注射部位有非常高的要求，操作不当，极易中毒。

肠道卫士:酪酸梭菌

酪酸梭菌是人体肠道内不可缺少的有益菌之一。酪酸梭菌能够促进肠道中的有益菌的生长，同时杀灭肠道中的有害病菌。酪酸梭菌可减少肠道毒素的产生，如胺、氨、吲哚等肠道毒素，保证肠道健康，维持肠道内菌群平衡。

丁酸梭菌

酪酸梭菌产生的酪酸又被称为丁酸，所以，这种微生物也被称为丁酸梭菌。

修复肠黏膜

酪酸梭菌分泌的酪酸是肠黏膜的主要营养物质，它能够促进肠黏膜再生和修复受损的肠黏膜。

恢复免疫力

酪酸梭菌对恢复肠道免疫力有重要作用，可有效避免肠道功能紊乱。

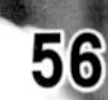

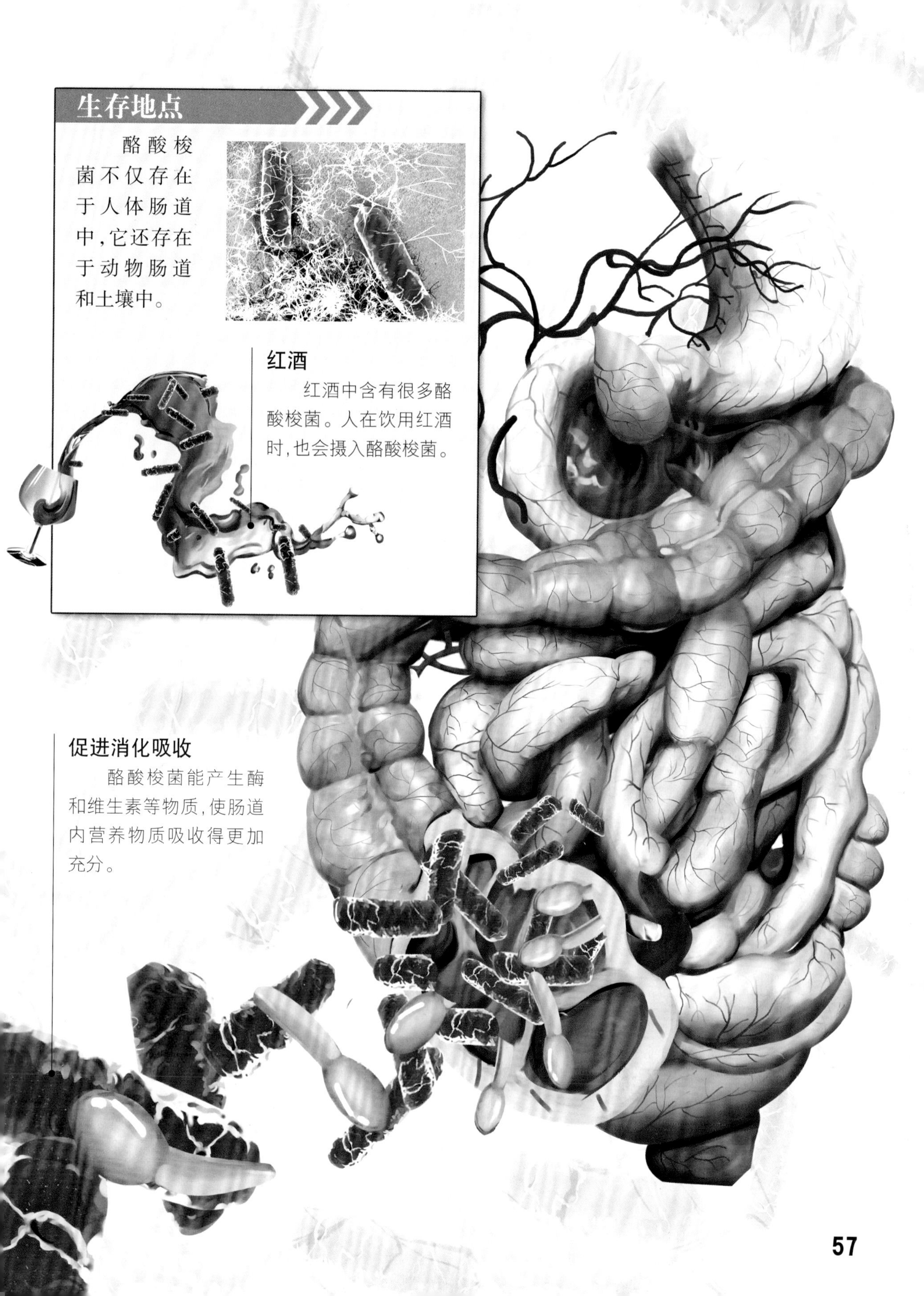

生存地点

酪酸梭菌不仅存在于人体肠道中，它还存在于动物肠道和土壤中。

红酒

红酒中含有很多酪酸梭菌。人在饮用红酒时，也会摄入酪酸梭菌。

促进消化吸收

酪酸梭菌能产生酶和维生素等物质，使肠道内营养物质吸收得更加充分。

暗藏危机：大肠杆菌

大肠杆菌是与我们生活息息相关的一类细菌，属于肠道杆菌的一种，寄生于人体的大肠内，通常情况下，是一种对人体无害的单细胞生物。但在人体免疫力下降、肠道功能紊乱等特殊情况下，部分种类的大肠杆菌可能会引起腹泻，或侵入其他器官引起炎症。

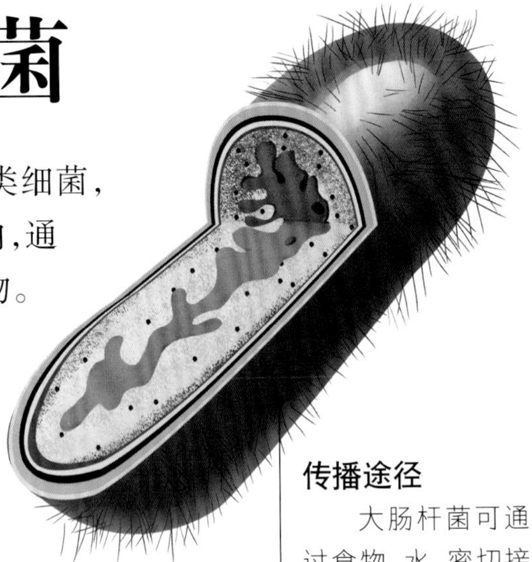

传播途径

大肠杆菌可通过食物、水、密切接触等途径传播。

互利共生

通常情况下，一些种类的大肠杆菌通过代谢活动抵御致病菌的进攻，与人体形成互利共生的关系。

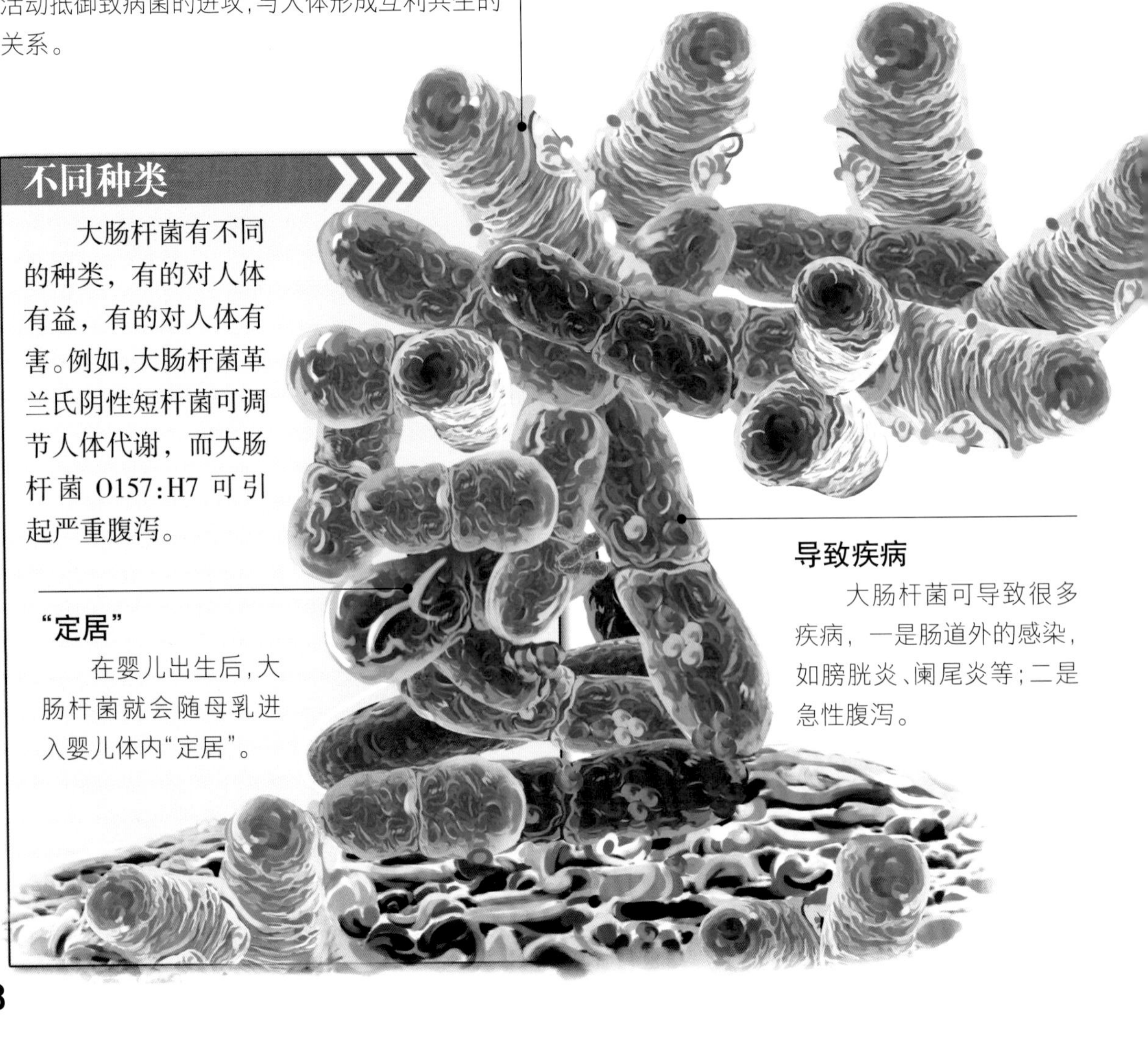

不同种类

大肠杆菌有不同的种类，有的对人体有益，有的对人体有害。例如，大肠杆菌革兰氏阴性短杆菌可调节人体代谢，而大肠杆菌 O157:H7 可引起严重腹泻。

导致疾病

大肠杆菌可导致很多疾病，一是肠道外的感染，如膀胱炎、阑尾炎等；二是急性腹泻。

“定居”

在婴儿出生后，大肠杆菌就会随母乳进入婴儿体内“定居”。

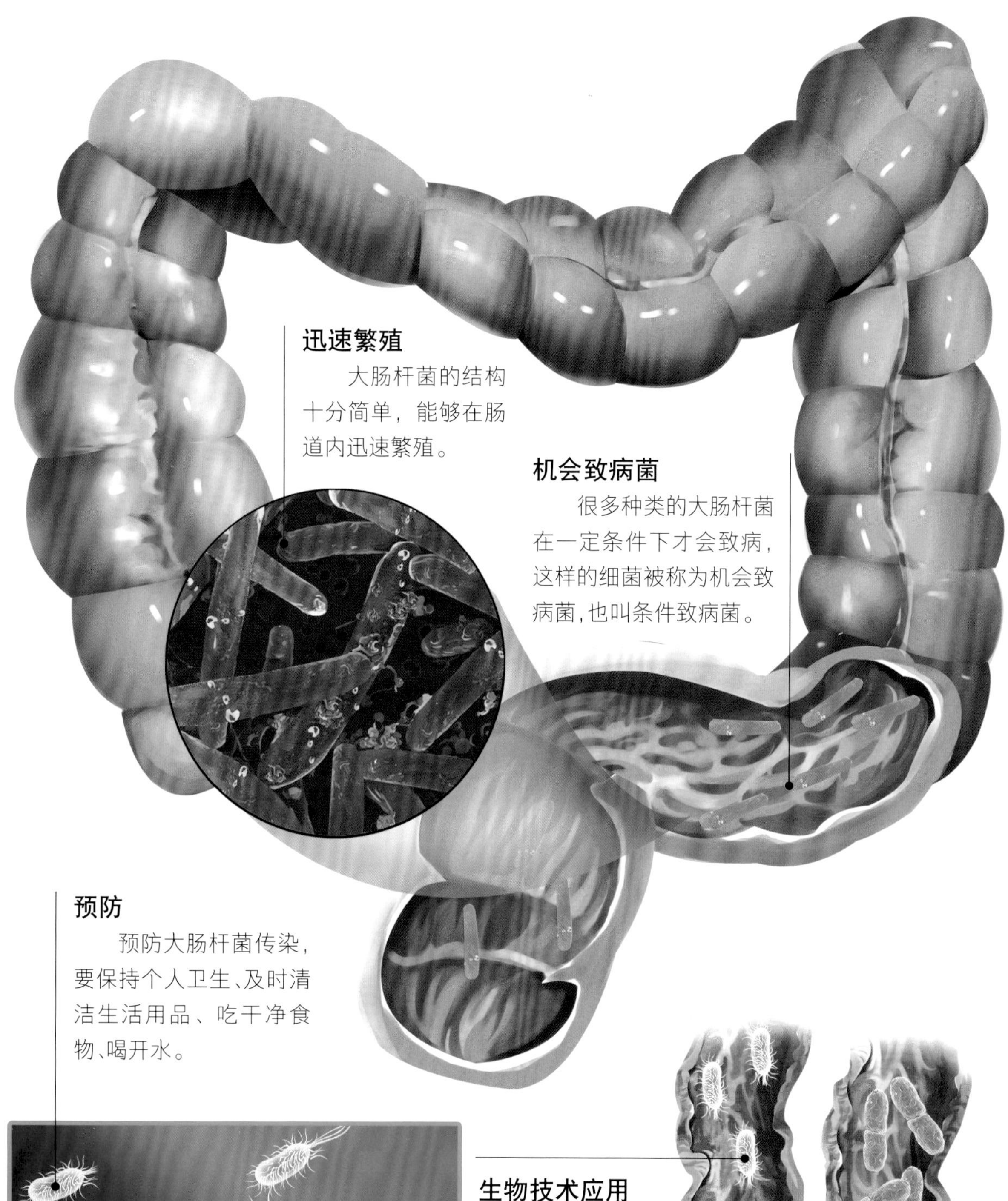

迅速繁殖

大肠杆菌的结构十分简单，能够在肠道内迅速繁殖。

机会致病菌

很多种类的大肠杆菌在一定条件下才会致病，这样的细菌被称为机会致病菌，也叫条件致病菌。

预防

预防大肠杆菌传染，要保持个人卫生、及时清洁生活用品、吃干净食物、喝开水。

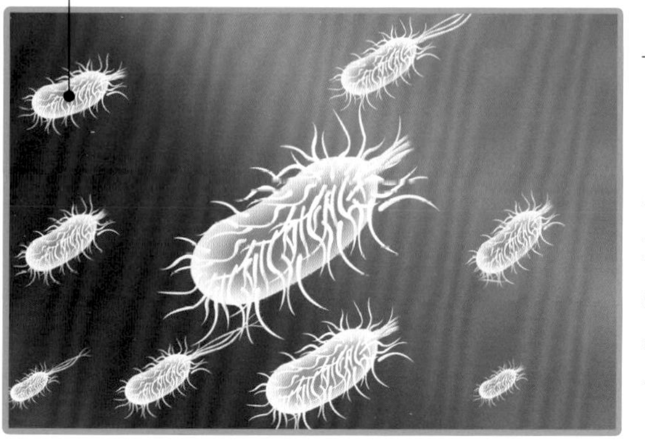

生物技术应用

大肠杆菌培养条件简单、容易操作、大规模发酵经济性较好，在生物技术应用方面前景广阔。

潜伏的致病菌：链球菌

链球菌是一种化脓性球菌，种类很多，大多数种类不致病，部分种类可引起疾病。链球菌细胞在分裂时，沿着平面分裂，排列成链状。链球菌可能引起化脓性炎症、毒素性疾病、超敏反应性疾病等，且通常具有传染性。

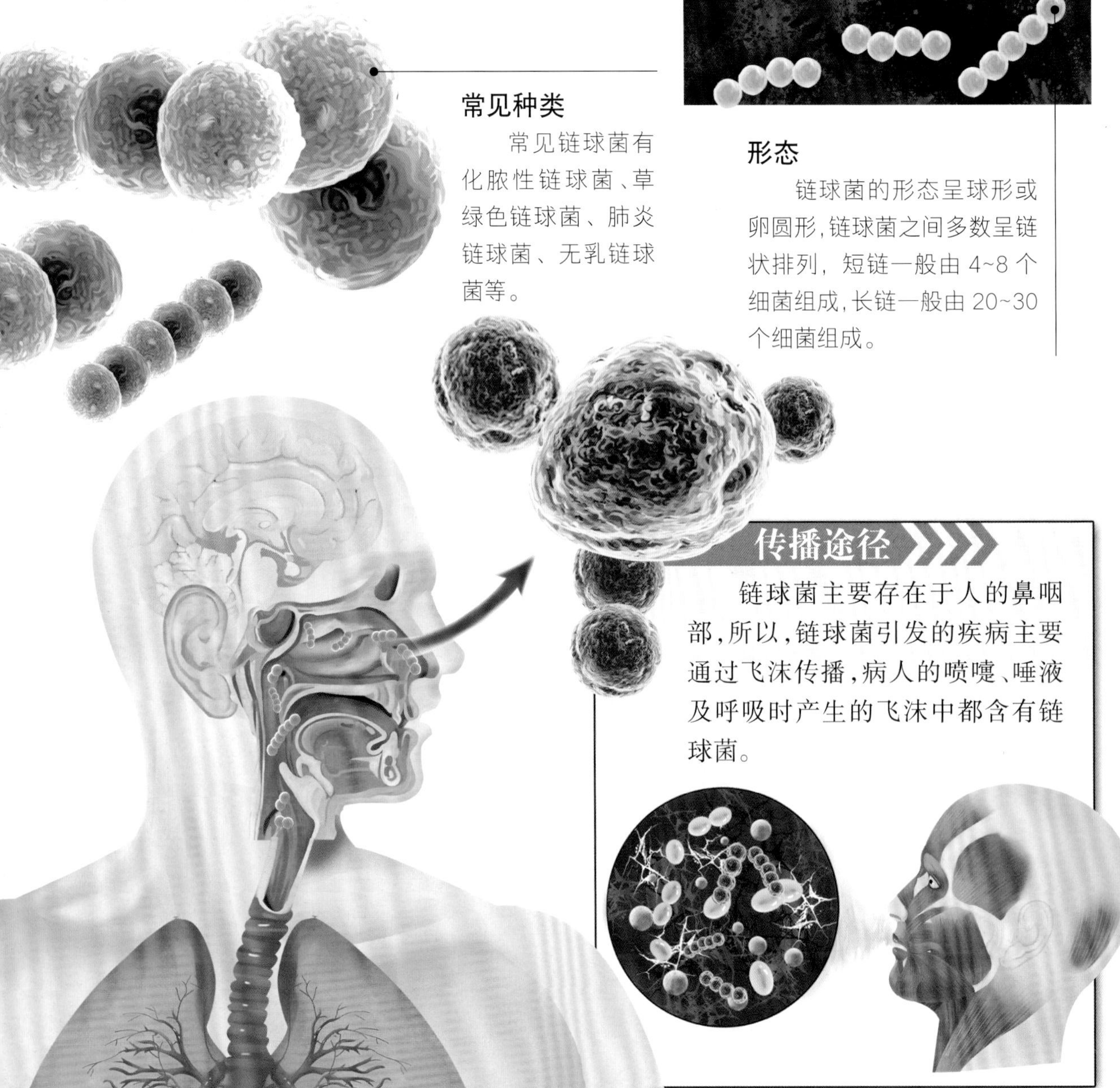

常见种类

常见链球菌有化脓性链球菌、草绿色链球菌、肺炎链球菌、无乳链球菌等。

形态

链球菌的形态呈球形或卵圆形，链球菌之间多数呈链状排列，短链一般由4~8个细菌组成，长链一般由20~30个细菌组成。

传播途径

链球菌主要存在于人的鼻咽部，所以，链球菌引发的疾病主要通过飞沫传播，病人的喷嚏、唾液及呼吸时产生的飞沫中都含有链球菌。

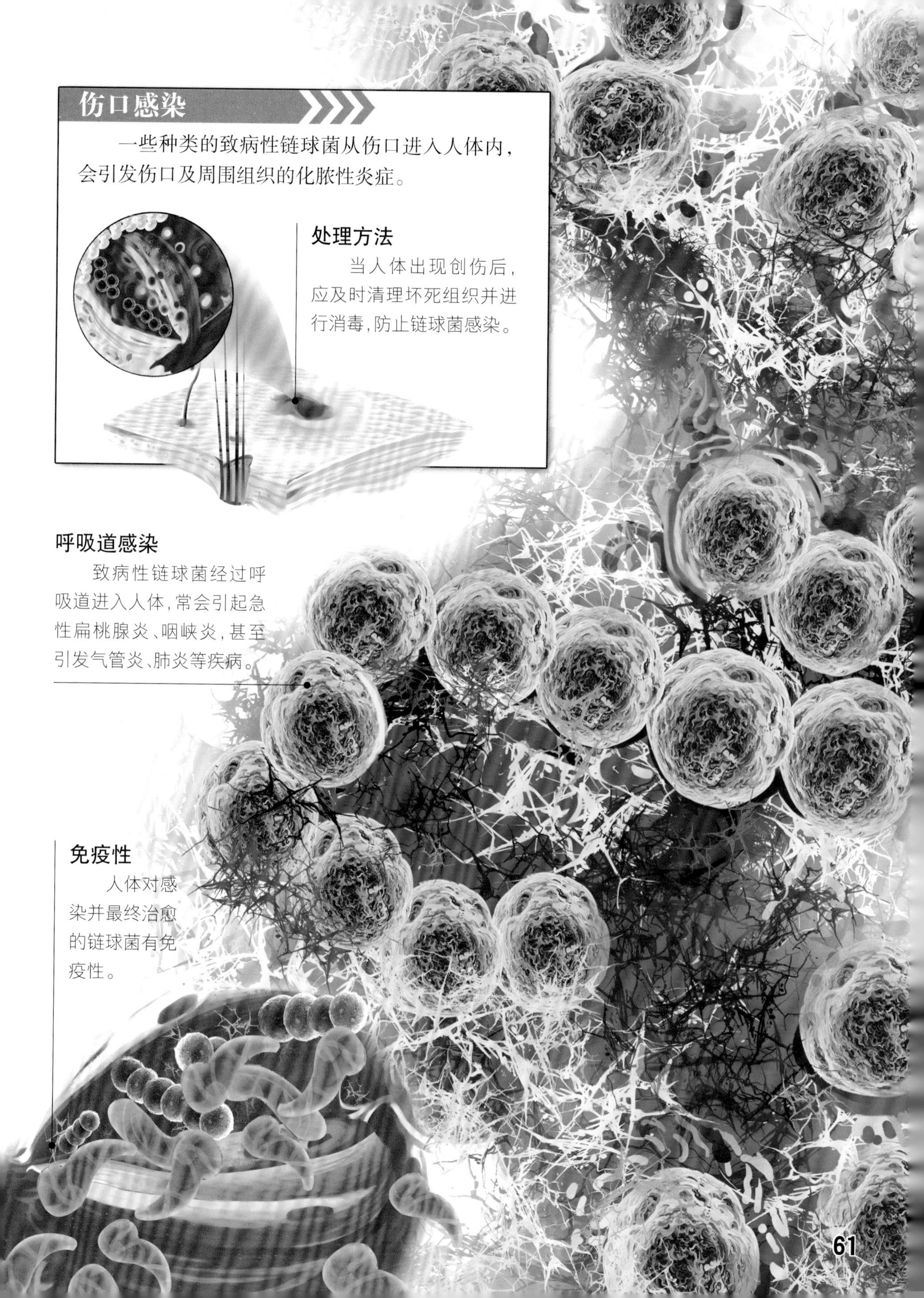

伤口感染

一些种类的致病性链球菌从伤口进入人体内，会引发伤口及周围组织的化脓性炎症。

处理方法

当人体出现创伤后，应及时清理坏死组织并进行消毒，防止链球菌感染。

呼吸道感染

致病性链球菌经过呼吸道进入人体，常会引起急性扁桃腺炎、咽峡炎，甚至引发气管炎、肺炎等疾病。

免疫性

人体对感染并最终治愈的链球菌有免疫性。

诱发胃病的恶魔：幽门螺旋杆菌

幽门螺旋杆菌主要生存于幽门部位，这里是胃和十二指肠的连接口。幽门螺旋杆菌是一种常见的病原体，是引发胃炎、消化道溃疡、胃癌等疾病的主要因素。幽门螺旋杆菌具有可传染性，主要通过唾液、粪便接触传染，此外，接吻、共餐等行为也可能传染幽门螺旋杆菌。

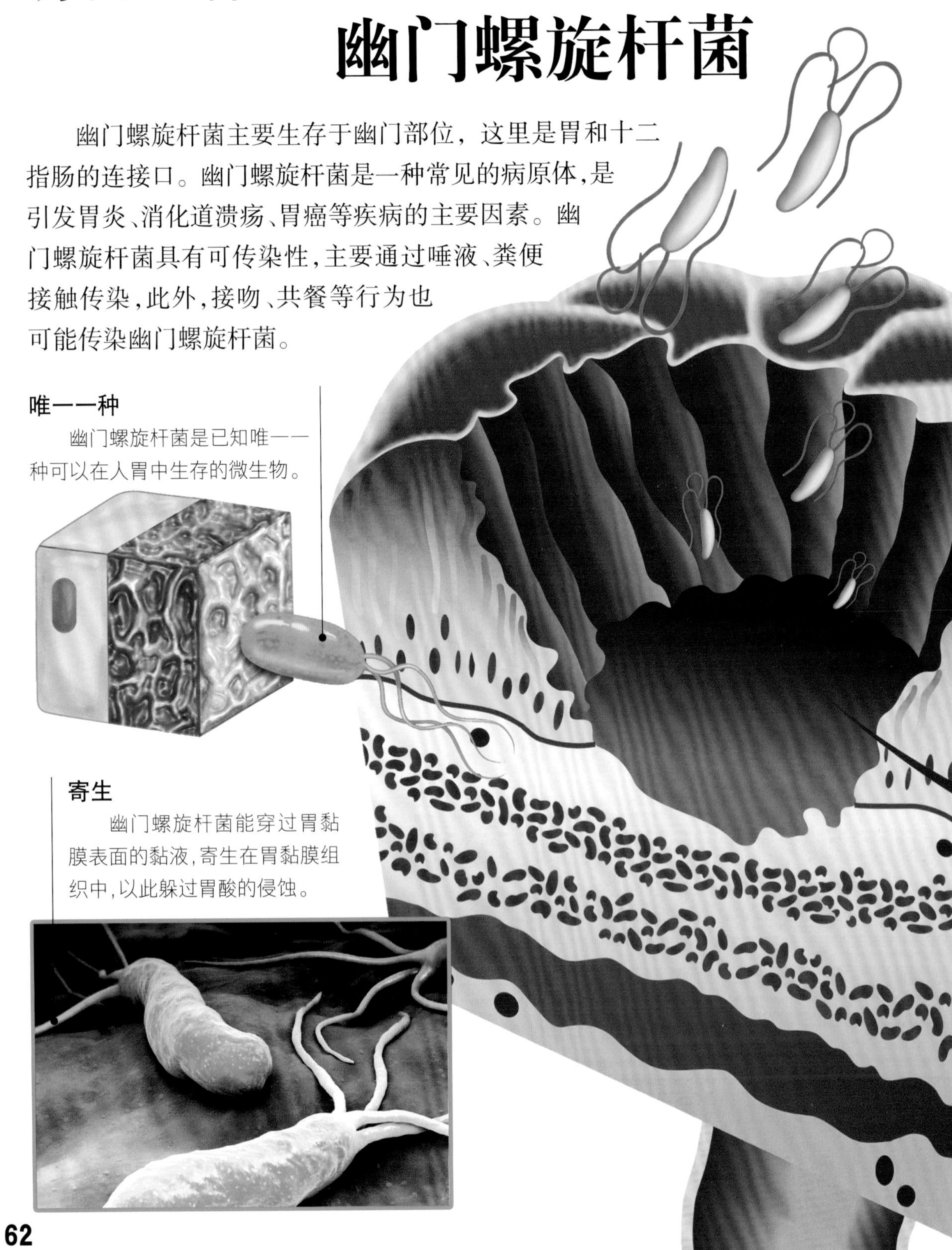

唯一一种

幽门螺旋杆菌是已知唯一一种可以在人胃中生存的微生物。

寄生

幽门螺旋杆菌能穿过胃黏膜表面的黏液，寄生在胃黏膜组织中，以此躲过胃酸的侵蚀。

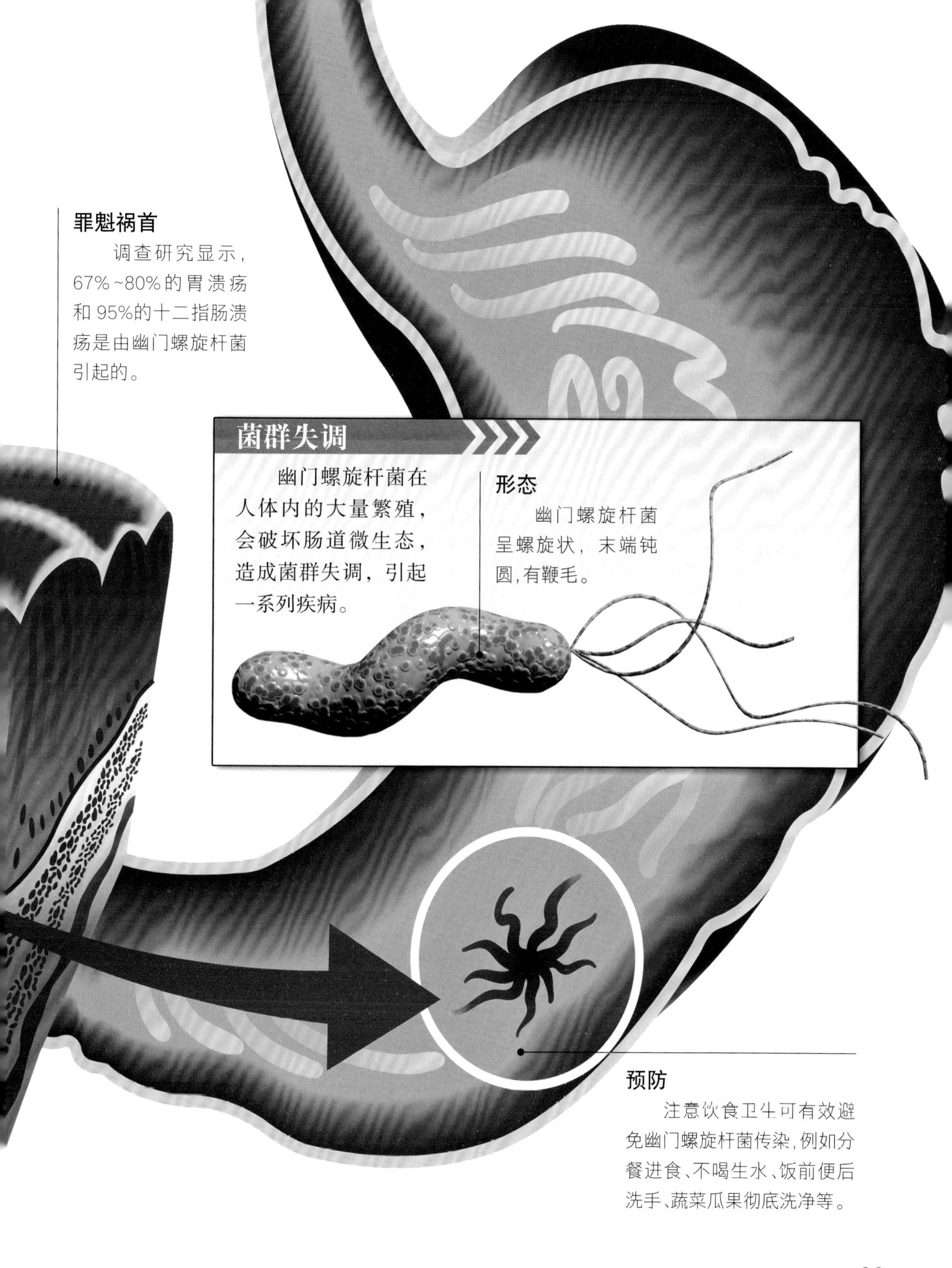

罪魁祸首

调查研究显示，67%~80%的胃溃疡和95%的十二指肠溃疡是由幽门螺旋杆菌引起的。

菌群失调

幽门螺旋杆菌在人体内的大量繁殖，会破坏肠道微生态，造成菌群失调，引起一系列疾病。

形态

幽门螺旋杆菌呈螺旋状，末端钝圆，有鞭毛。

预防

注意饮食卫生可有效避免幽门螺旋杆菌传染，例如分餐进食、不喝生水、饭前便后洗手、蔬菜瓜果彻底洗净等。

防不胜防：支原体

支原体又称霉形体，是目前发现的最小、最简单的原核生物，支原体在人体的眼睛、鼻孔、口腔等很多部位存在，这些部位的支原体数量较少时，不会引发疾病。如果支原体数量大大增加，就可能会引起痒痛、肿胀、发烧等症状。

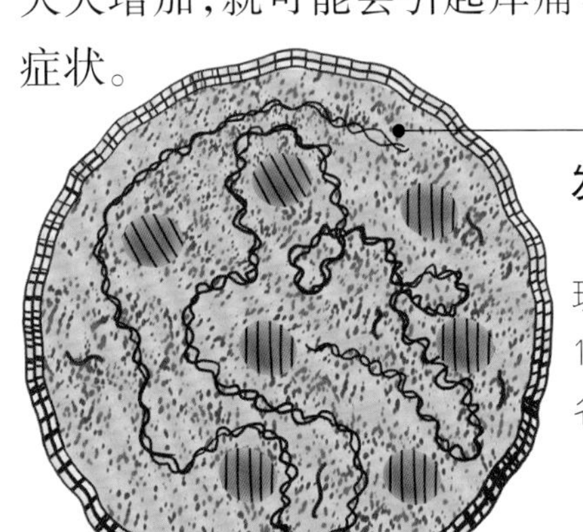

发现与命名

支原体最早发现于 1898 年，1967 年被正式命名为支原体。

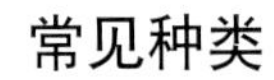

常见种类

自然界中存在 80 多种支原体，其中常见的与人类有关的支原体有肺炎支原体、人型支原体和生殖器支原体等。

繁殖方式

支原体主要以二分裂方式繁殖，此外，还有断裂、分枝、出芽等繁殖方式。

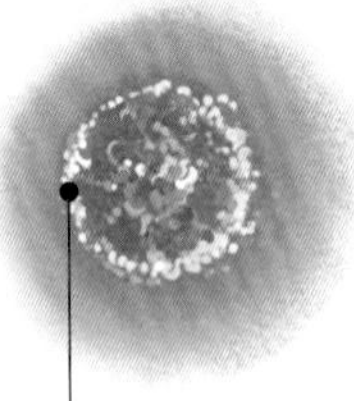

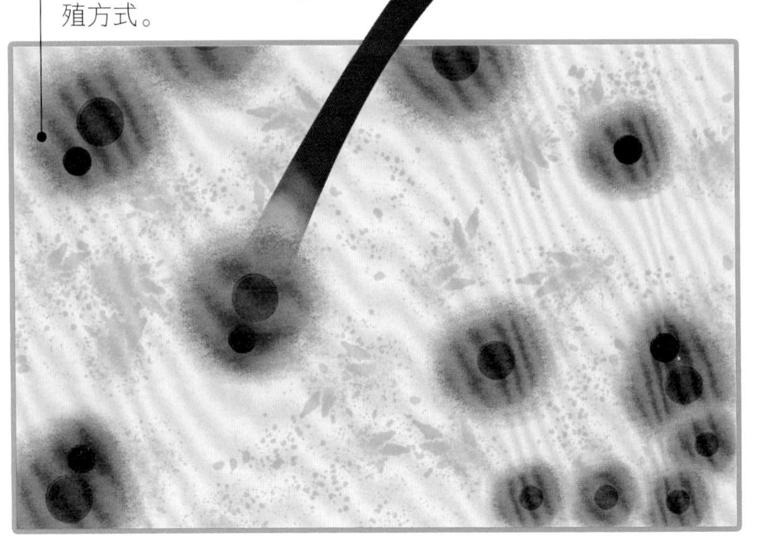

形态特征

支原体的结构简单，多数呈球形，但由于其没有细胞壁，所以形态并不完全固定，会呈现出多种形态。

危害

支原体不会侵入组织和血液，它们吸附在上皮细胞吸收营养，同时释放神经毒素等有害物质。

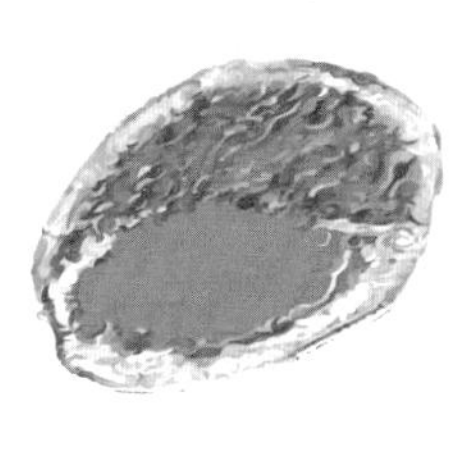

预防

预防支原体感染，生活中应注意讲究卫生，养成良好的卫生习惯，共用物品及时消毒杀菌。

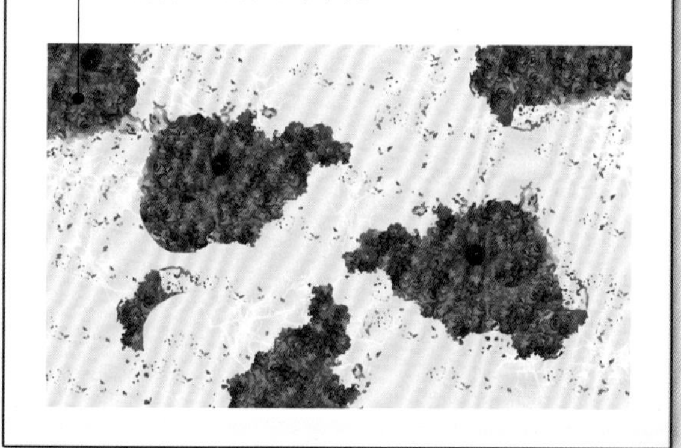

支原体感染

支原体的感染能力很强，不洁公共物品的接触者很有可能感染支原体。

杀灭支原体

高温可以杀灭支原体，高温消毒是最简单实用的杀灭支原体方法。

杀伤

人体中的巨噬细胞对支原体有一定的杀伤作用。

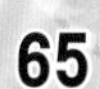

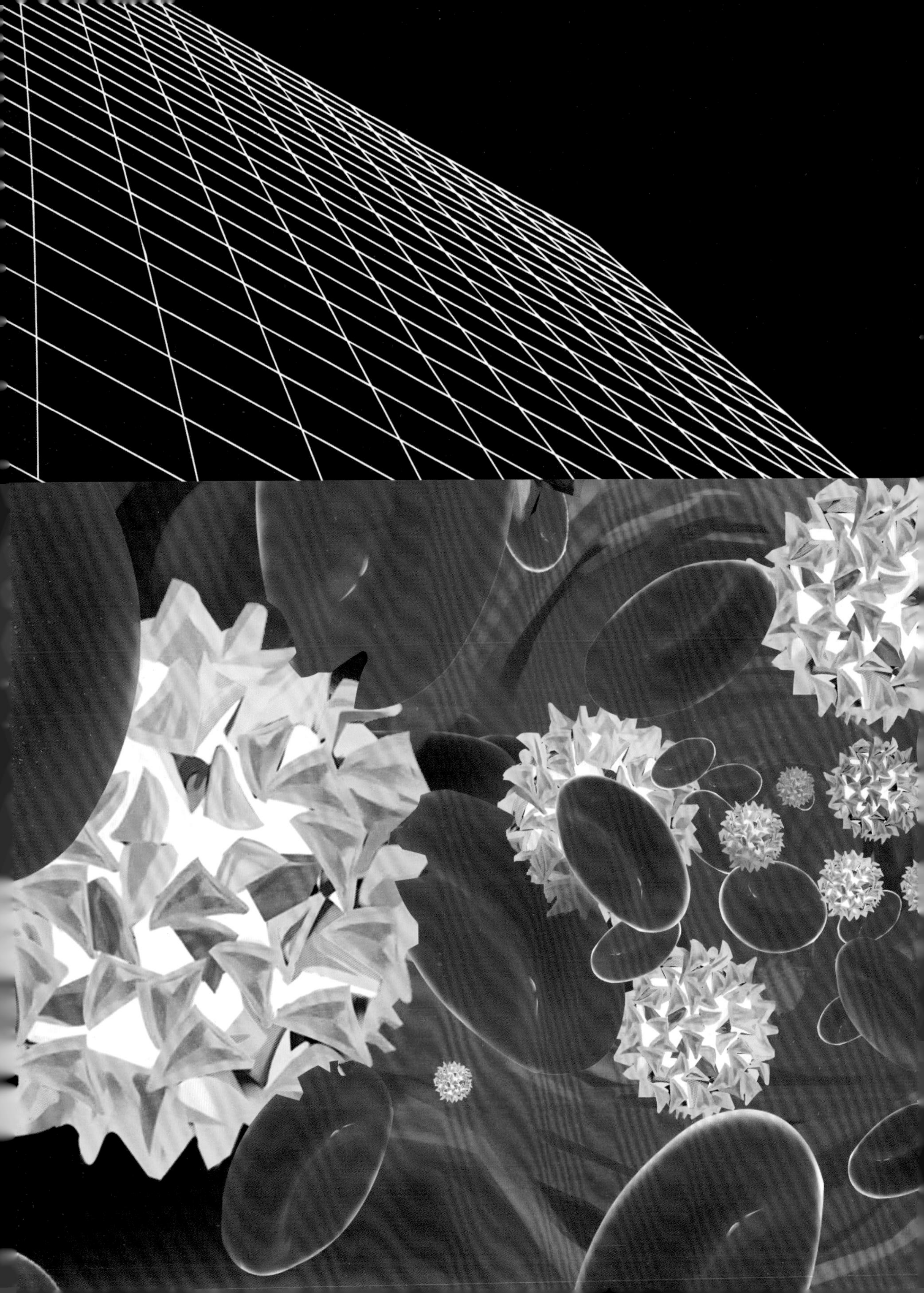

威胁健康的疾病

WEIXIE JIANKANG DE JIBING

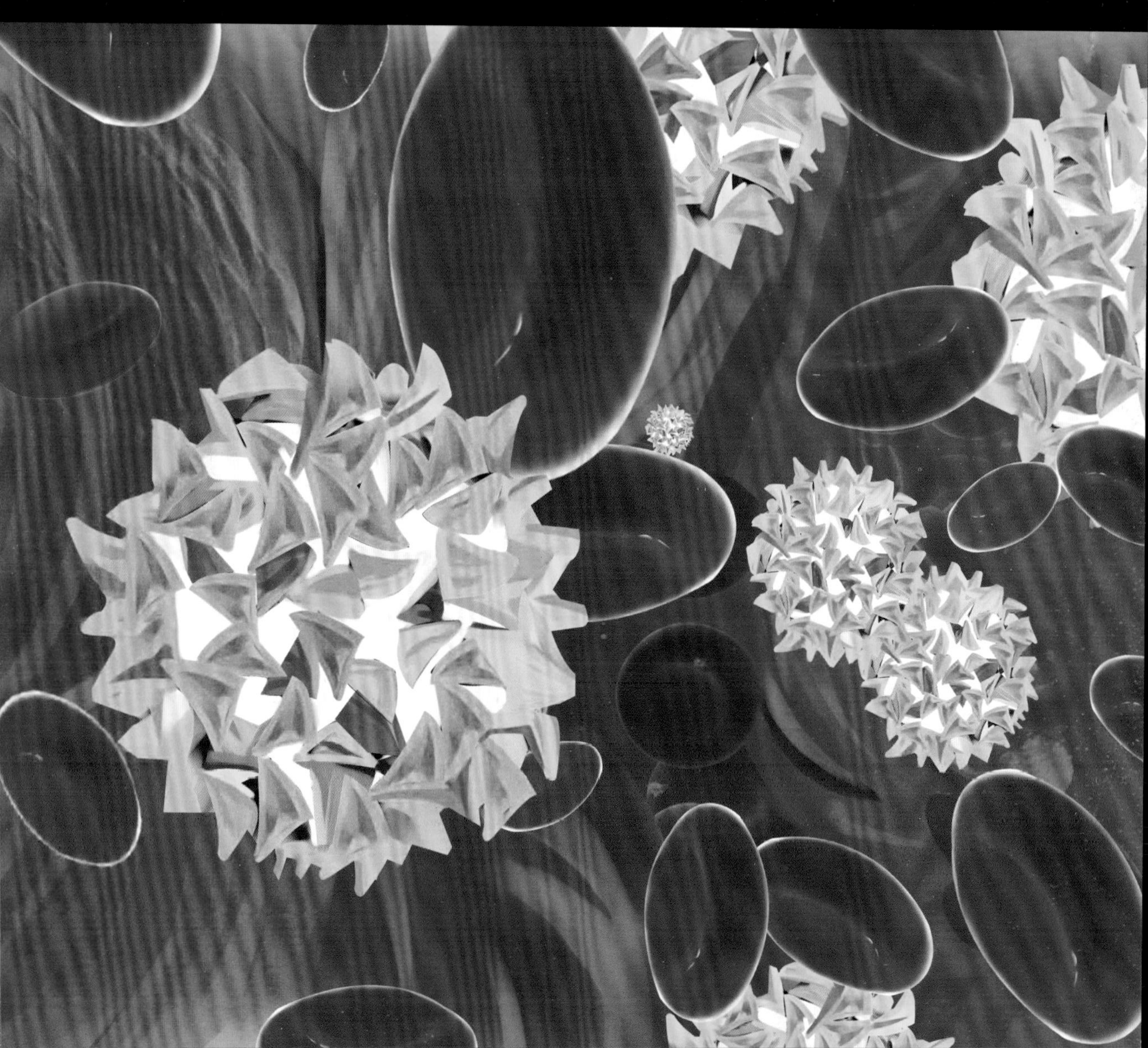

流行性感冒：流感

流感是由流感病毒引起的急性发热性呼吸道传染病，该病主要通过带有流感病毒的飞沫传播，其传播速度和广度与人口密度有很大的关系。

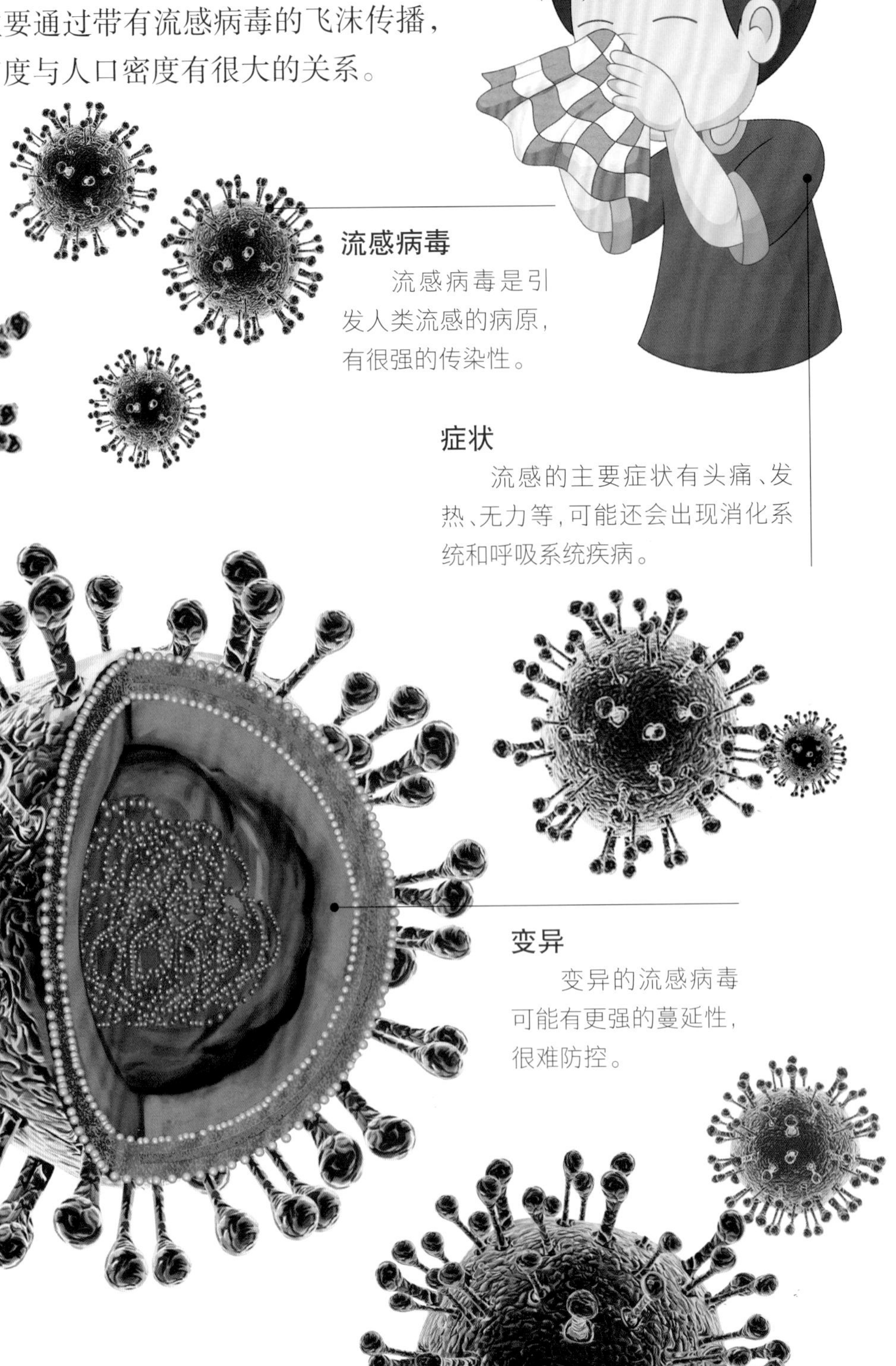

流感病毒

流感病毒是引发人类流感的病原，有很强的传染性。

症状

流感的主要症状有头痛、发热、无力等，可能还会出现消化系统和呼吸系统疾病。

变异

变异的流感病毒可能有更强的蔓延性，很难防控。

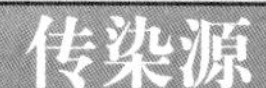传染源

流感的传染源主要是感染流感病毒的患者，隐性感染者也可能成为传染源。此外，感染流感病毒的动物有时也可能成为传染源。

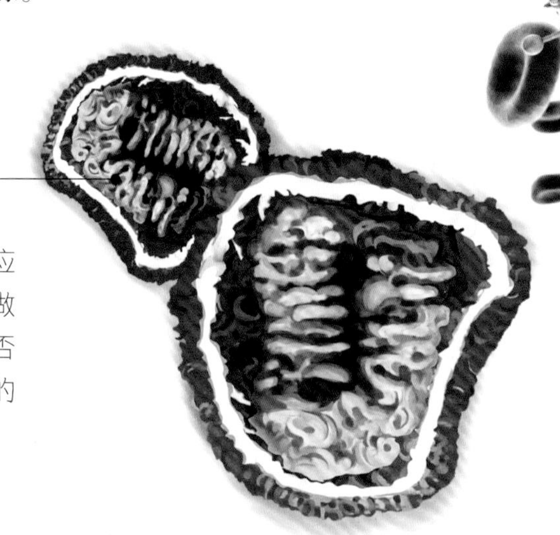

隔离传染源

流感爆发后，应快速隔离传染源，做好消毒防疫工作，否则可能引发流感的更大范围传染。

大流行

当新的流感病毒出现时，人群普遍对其缺乏免疫力，因此容易出现流感大流行情况。

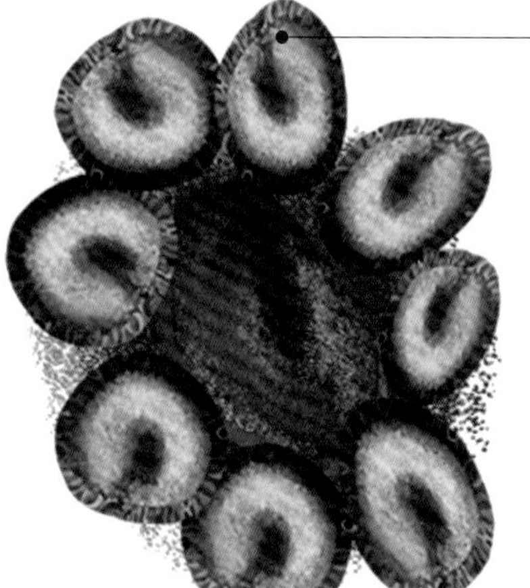

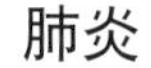

传播途径

除了飞沫传播，流感病毒还可能通过共用日常用品、共同进餐等途径传播。

肺炎

流感对人体呼吸系统有明显损害，严重时可能引发肺炎。

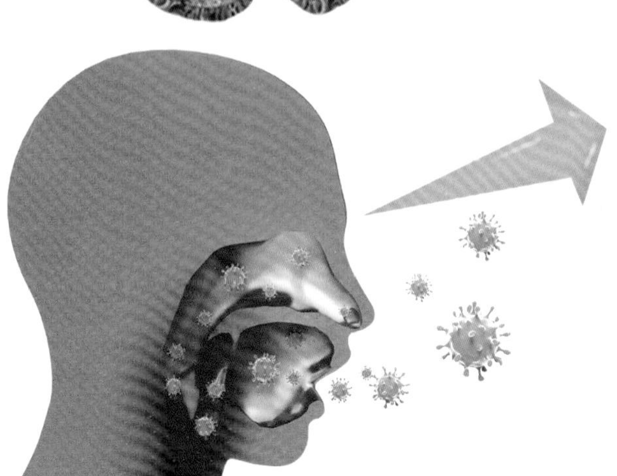

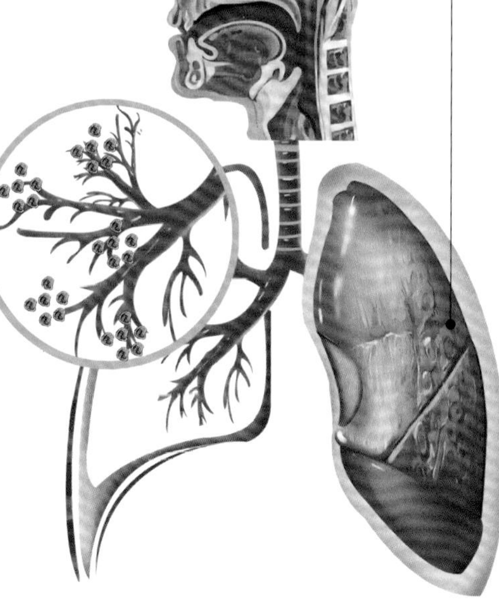

慢性传染病：乙肝

乙肝是一种慢性传染性疾病，是由乙型肝炎病毒而引起的疾病。被乙肝病毒感染的人群通常分为两类，有患病症状的乙肝患者和没有患病症状的乙肝病毒携带者，这些人都是乙肝病毒的传染源。

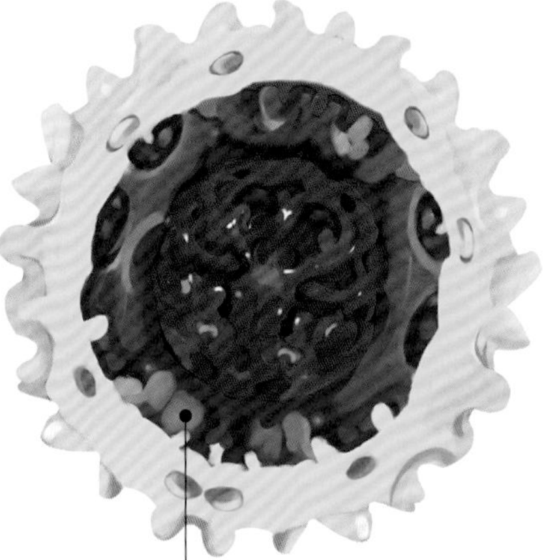

预防

预防乙肝疾病的最有效方法就是接种乙肝疫苗。同时,养成良好的个人卫生习惯。

侵蚀肝脏

肝脏是乙肝病毒的首要进攻目标，乙肝病毒会钻入肝细胞，并在那里不断繁殖。

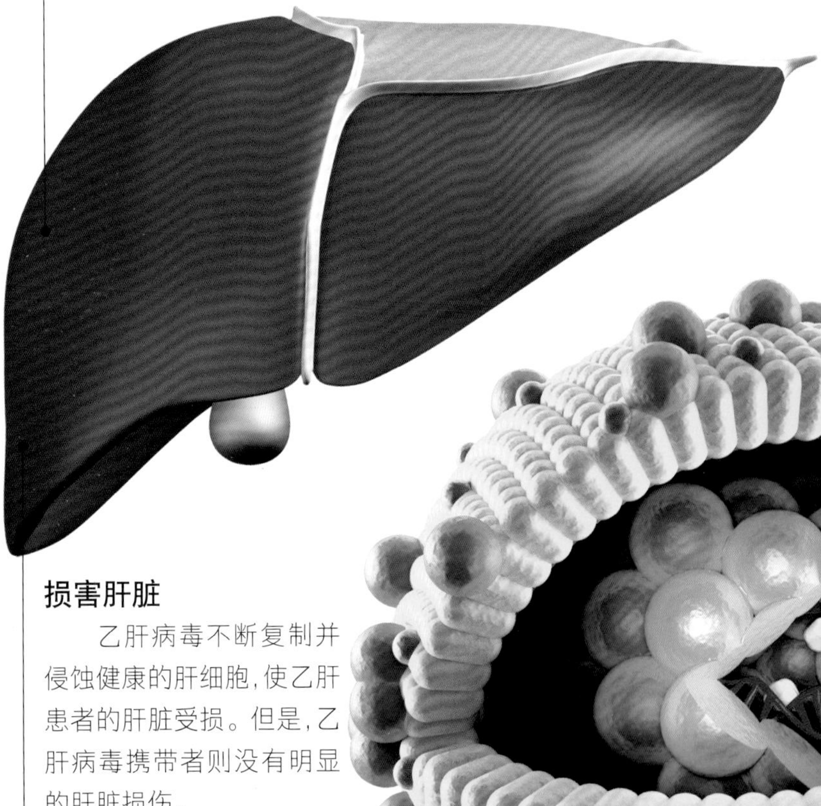

损害肝脏

乙肝病毒不断复制并侵蚀健康的肝细胞，使乙肝患者的肝脏受损。但是，乙肝病毒携带者则没有明显的肝脏损伤。

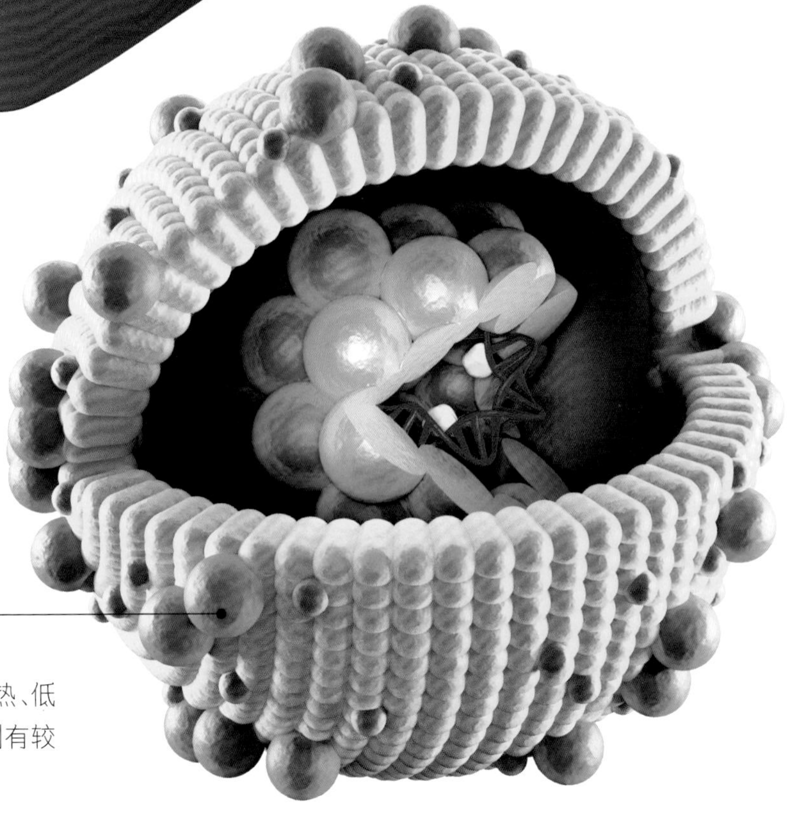

生命力

乙肝病毒生命力很强，对热、低温、紫外线、一般浓度的消毒剂有较强的耐受能力。

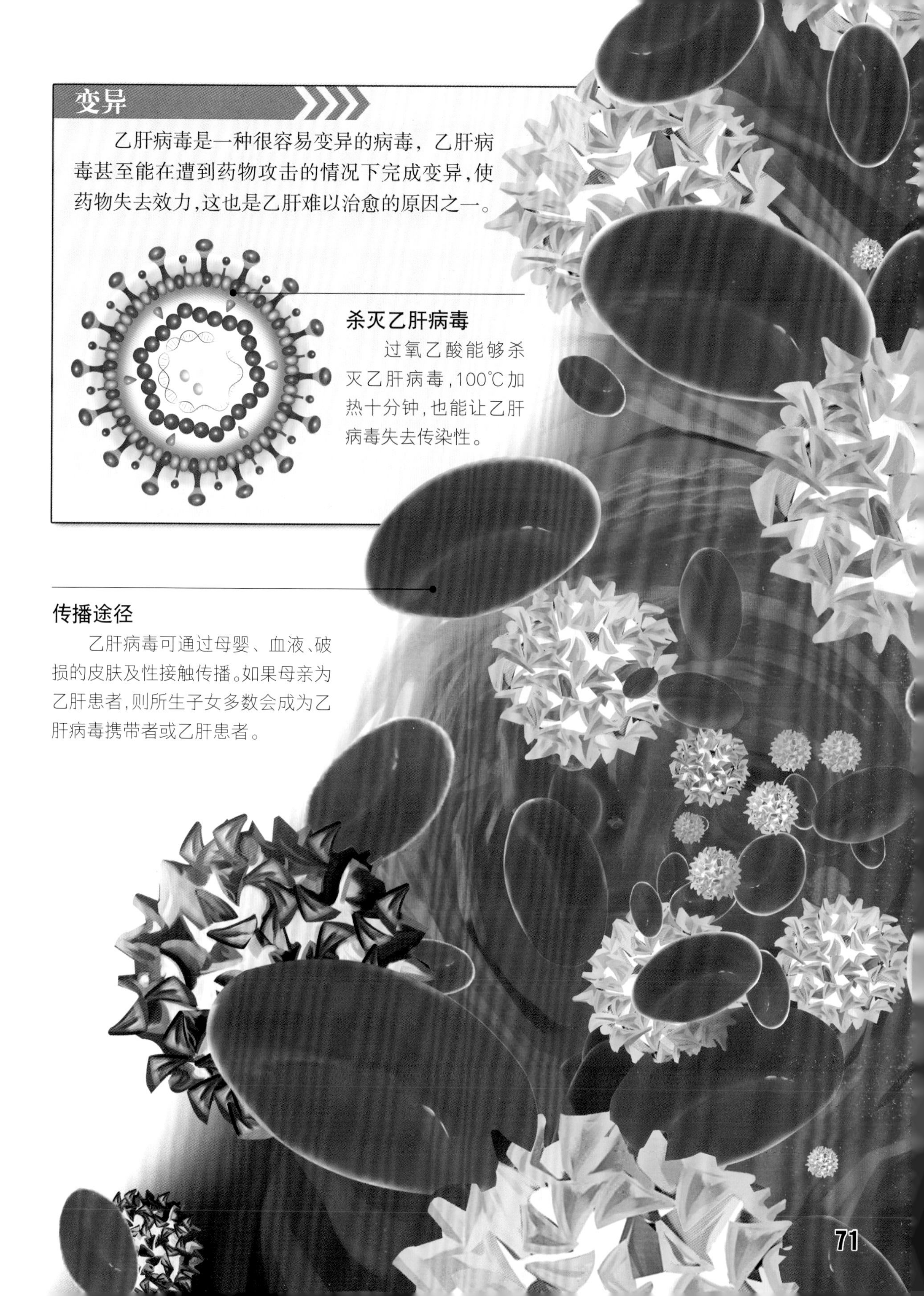

变异

乙肝病毒是一种很容易变异的病毒，乙肝病毒甚至能在遭到药物攻击的情况下完成变异，使药物失去效力，这也是乙肝难以治愈的原因之一。

杀灭乙肝病毒

过氧乙酸能够杀灭乙肝病毒，100℃加热十分钟，也能让乙肝病毒失去传染性。

传播途径

乙肝病毒可通过母婴、血液、破损的皮肤及性接触传播。如果母亲为乙肝患者，则所生子女多数会成为乙肝病毒携带者或乙肝患者。

破坏免疫系统：艾滋病

艾滋病又叫获得性免疫缺陷综合症，是一种由艾滋病病毒（简称 HIV）引起的疾病。艾滋病病毒侵入人体后，会攻击人体免疫细胞，使人体丧失免疫功能，进而导致人体感染多种其他疾病，有很高的致死率。随着医学技术的进步，艾滋病目前已经成为一种可控的慢性病。

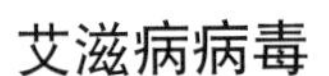

艾滋病病毒

艾滋病病毒主要存在于感染者和病人的血液、精液、阴道分泌物、乳汁中。

扩散

研究认为，艾滋病病毒起源于非洲，后由移民带入美国，进而扩散至全球。

潜伏期

艾滋病病毒的潜伏期多为数年，甚至长达十年。

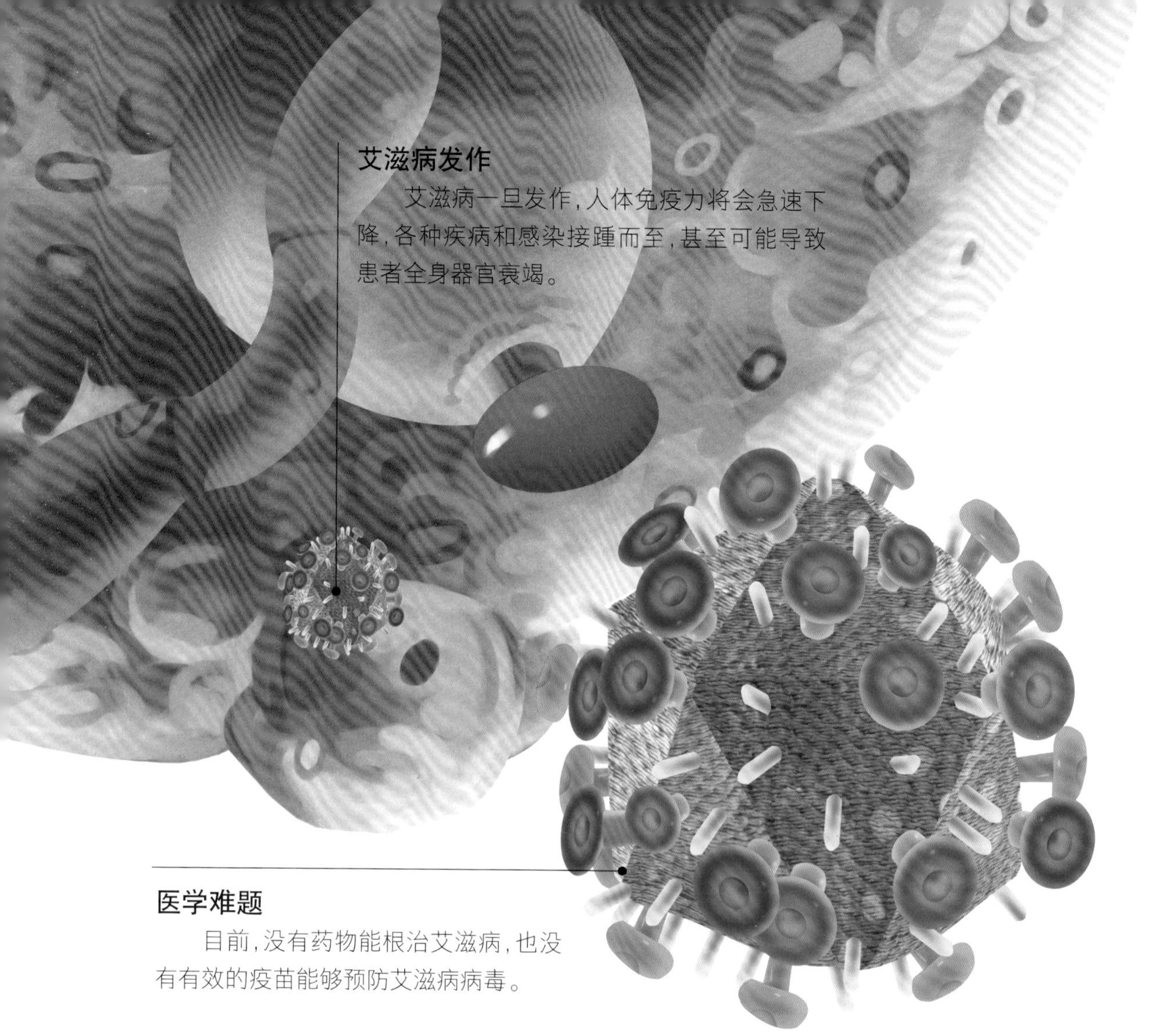

艾滋病发作

艾滋病一旦发作，人体免疫力将会急速下降，各种疾病和感染接踵而至，甚至可能导致患者全身器官衰竭。

医学难题

目前，没有药物能根治艾滋病，也没有有效的疫苗能够预防艾滋病病毒。

难以清除

人体内的吞噬细胞无法杀灭艾滋病病毒，反而会被艾滋病病毒“为我所用”，这是艾滋病病毒难以被人体免疫系统清除的主要原因。

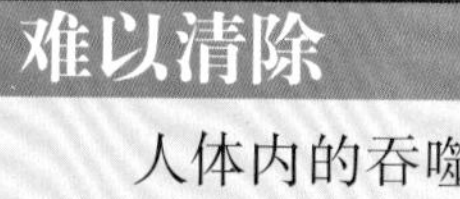

世界艾滋病日

每年的 12 月 1 日为世界艾滋病日，呼吁人们关爱艾滋病患者。

急性呼吸道传染病：SARS

SARS 又称传染性非典型肺炎，是一种急性呼吸道传染病，它是由 SARS 冠状病毒引起的。SARS 患者常表现为发热、干咳、呼吸急促，并迅速发展至呼吸窘迫。

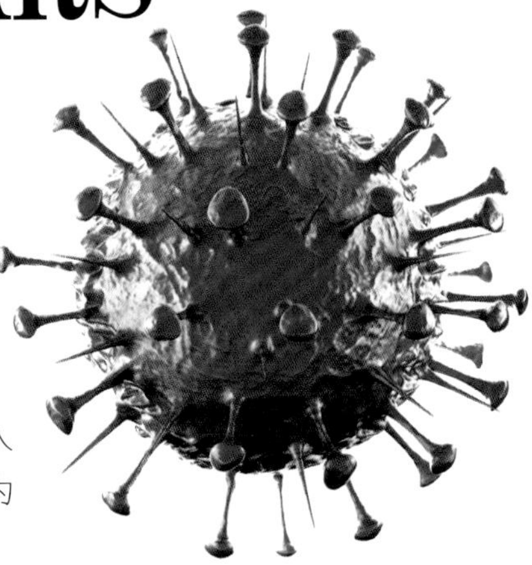

潜伏期

SARS 病毒侵入人体后，潜伏期一般为 2~14 天。

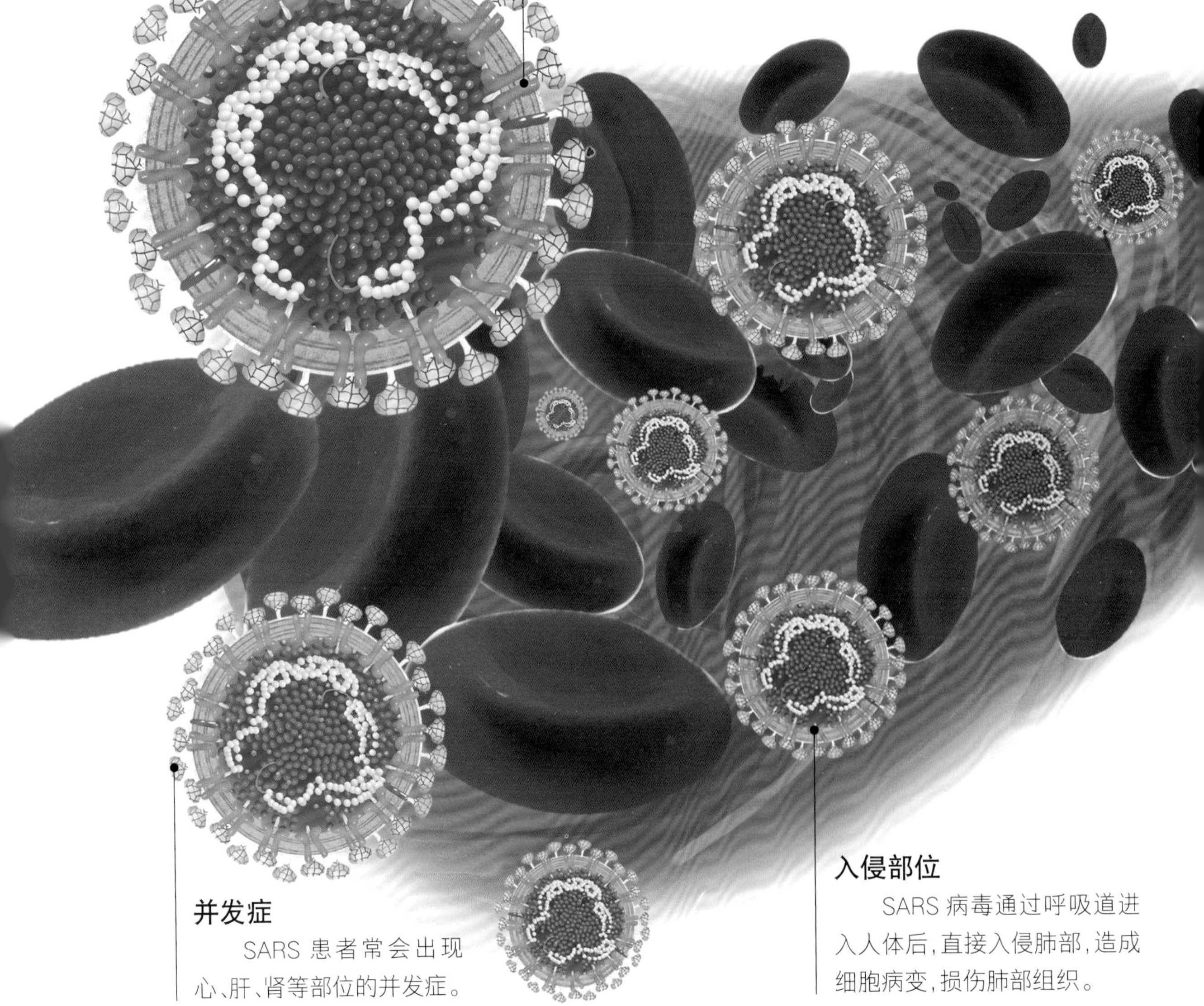

入侵部位

SARS 病毒通过呼吸道进入人体后，直接入侵肺部，造成细胞病变，损伤肺部组织。

并发症

SARS 患者常会出现心、肝、肾等部位的并发症。

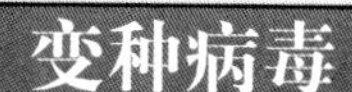

变种病毒

SARS 病毒是冠状病毒的一个变种，它与流感病毒有亲缘关系，但又不同于流感病毒，十分独特。

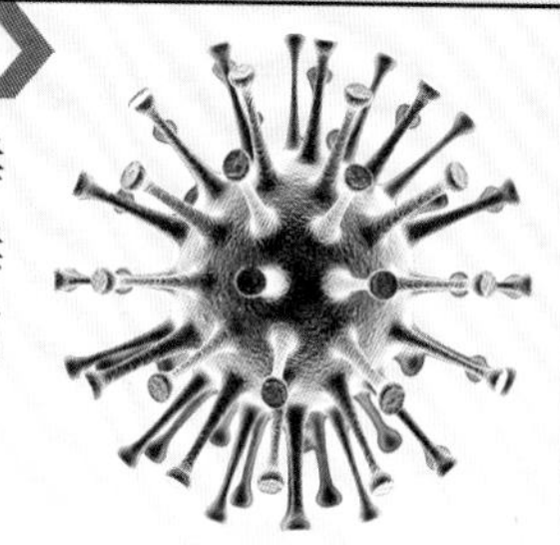

肆虐全球

2002 年冬到 2003 年春，SARS 病毒在全球肆虐，2003 年 7 月 5 日，世界卫生组织宣布已经成功控制 SARS。

病毒形态

SARS 病毒粒子呈不规则形状，直径 60~220 纳米。

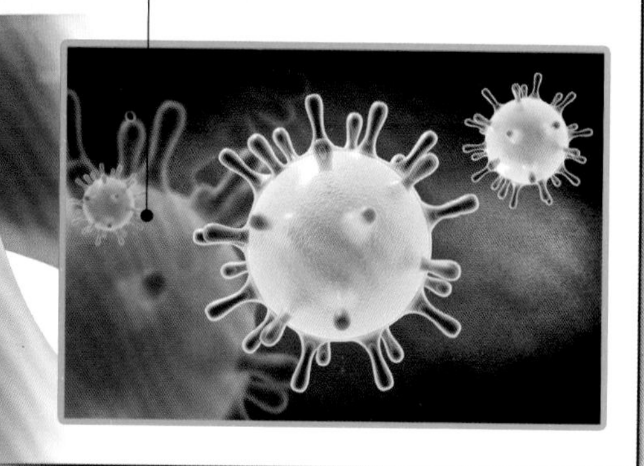

预防

控制传染源是预防 SARS 的主要方法，此外，养成良好的卫生习惯也是有效的预防方式。

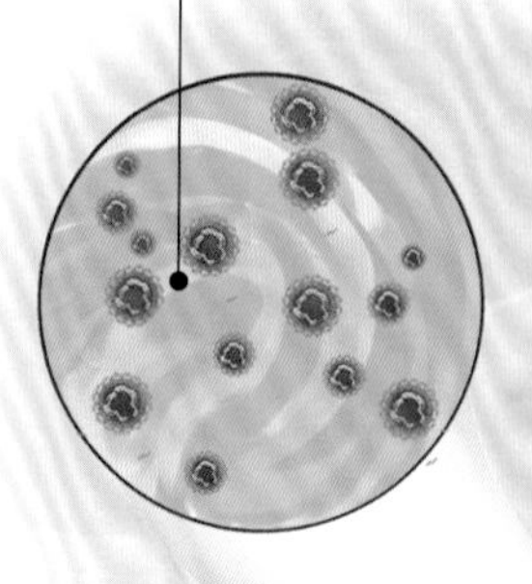

传播途径

SARS 主要通过近距离飞沫传播，接触患者呼吸道分泌物、唾液也可能感染。

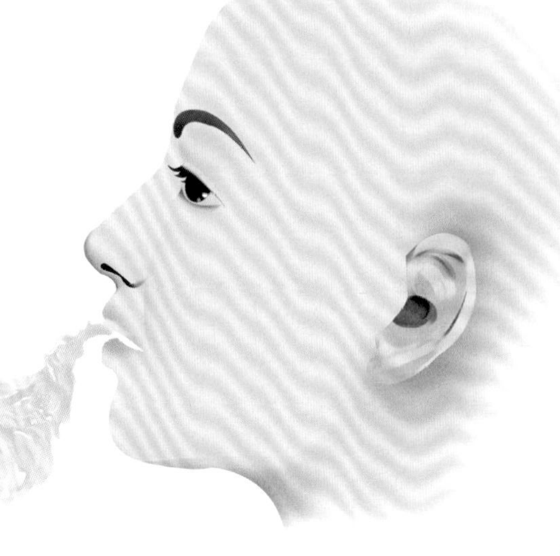

经由伤口感染的疾病：破伤风

破伤风是破伤风杆菌在侵入人体伤口后，在缺氧的环境下生长繁殖，通过释放外毒素而引起的以全身肌肉强直性痉挛为特点的急性传染病。破伤风杆菌的潜伏期为 1 ~ 2 周，最长可达数月。通常情况下潜伏期越短，病情越重，短于 1 周的病例，多为重型破伤风。

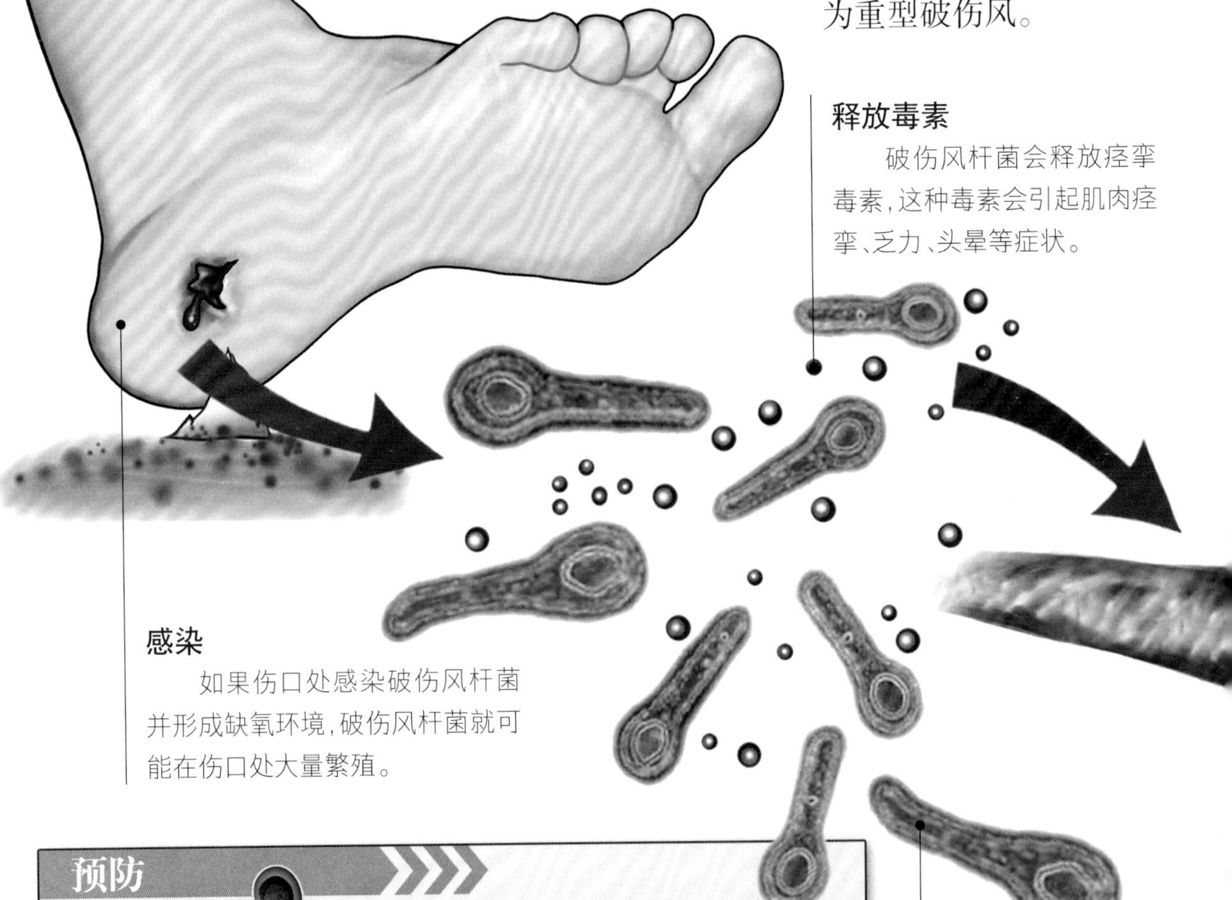

释放毒素

破伤风杆菌会释放痉挛毒素，这种毒素会引起肌肉痉挛、乏力、头晕等症状。

感染

如果伤口处感染破伤风杆菌并形成缺氧环境，破伤风杆菌就可能在伤口处大量繁殖。

溶血毒素

破伤风杆菌能够分泌溶血毒素，这种毒素会造成组织局部坏死，甚至损害心肌。

预防

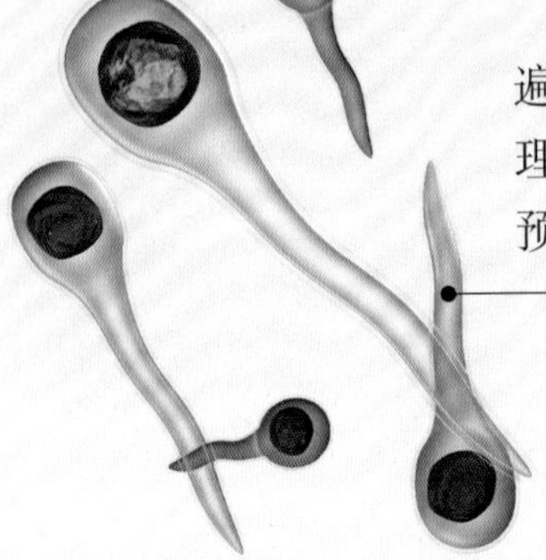

目前，针对破伤风的普遍认识是预防重于治疗，及时清理伤口和注射疫苗是很有效的预防手段。

发病率

破伤风发病患者只占感染者的 1%~2%，但发病致死率较高。

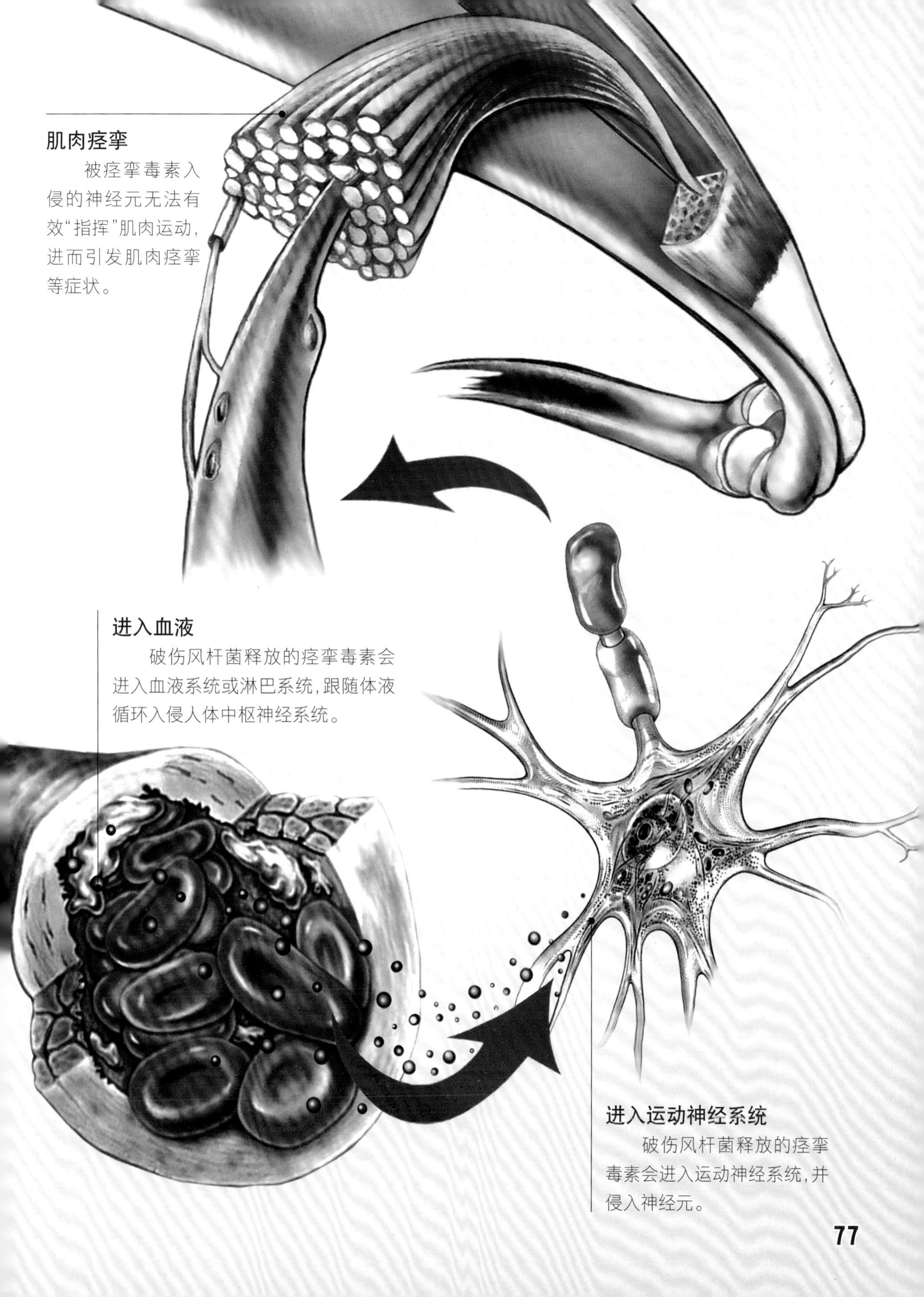
肌肉痉挛
被痉挛毒素入侵的神经元无法有效“指挥”肌肉运动，进而引发肌肉痉挛等症状。
进入血液
破伤风杆菌释放的痉挛毒素会进入血液系统或淋巴系统，跟随体液循环入侵人体中枢神经系统。
进入运动神经系统
破伤风杆菌释放的痉挛毒素会进入运动神经系统，并侵入神经元。

急性传染病：狂犬病

狂犬病是由狂犬病毒引起的一种急性传染病，多见于犬、狼、猫等肉食性动物，人多因被病兽咬伤而感染。如果人在感染狂犬病毒后没有及时采取注射疫苗等有效预防措施，狂犬病一旦发作，致死率几乎是 100%。

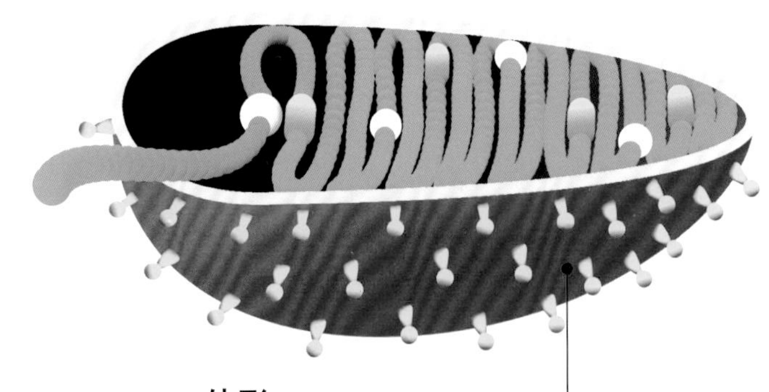

外形

狂犬病毒外形呈子弹状，长 130～240 纳米。

预防

狂犬病毒是引起狂犬病的病原体，目前已有疫苗能够杀灭狂犬病毒，预防狂犬病的发作。

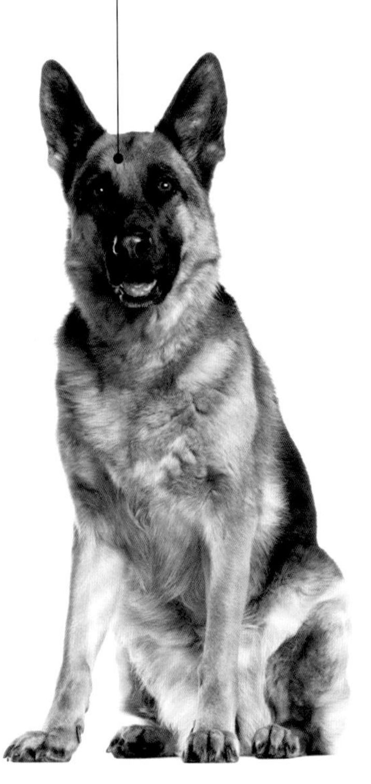

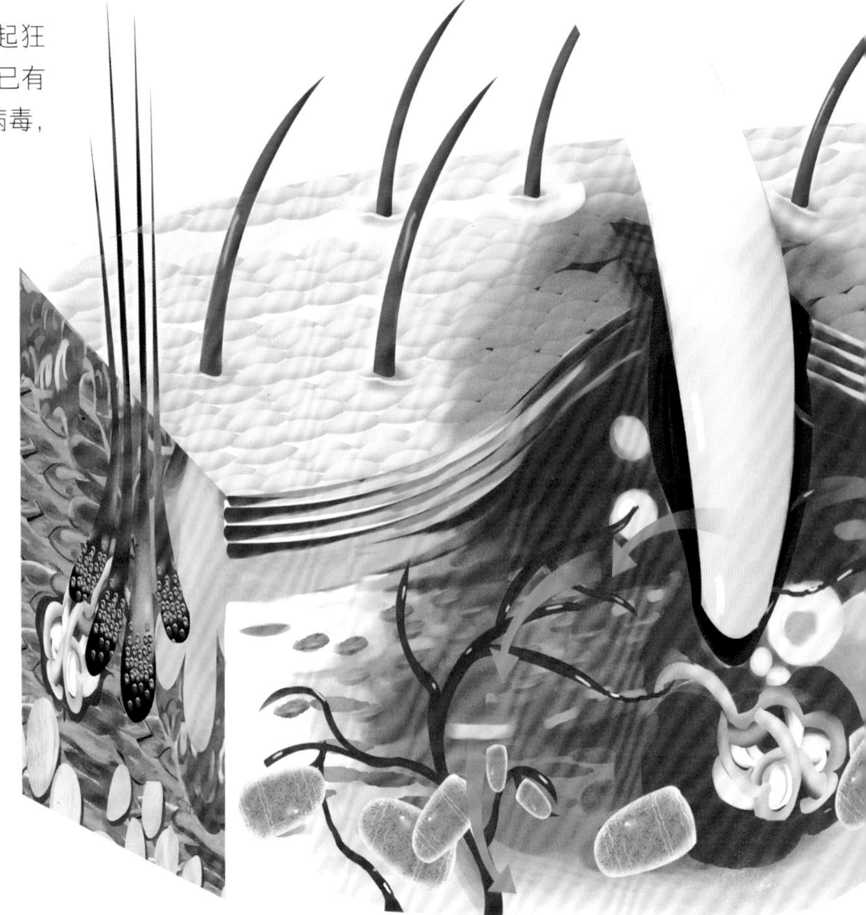

狂犬病毒携带者

在自然界中，狼、狐狸、獾等肉食性动物是狂犬病毒的主要携带者。

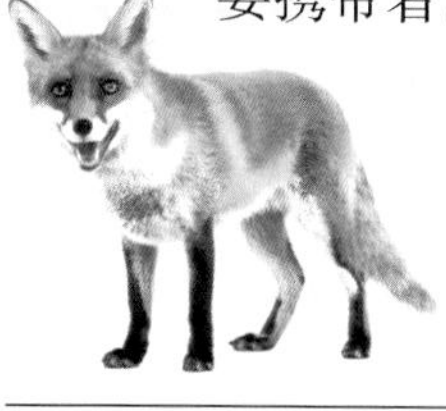

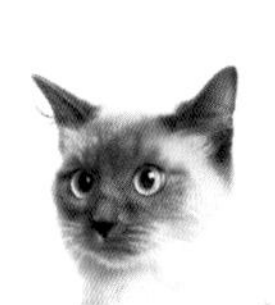

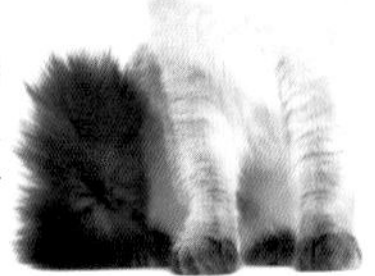

传染源

人类饲养的犬、猫等宠物是狂犬病的传染源。

病毒扩散

大量繁殖的狂犬病毒会侵入人体中枢神经系统，再向各个组织和器官扩散，最终引发多种并发症。

症状

狂犬病患者常常出现恐水、怕风、呼吸困难、吞咽困难等症状。

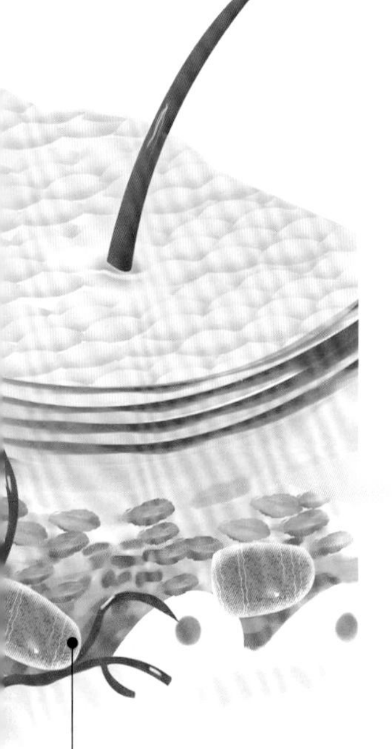

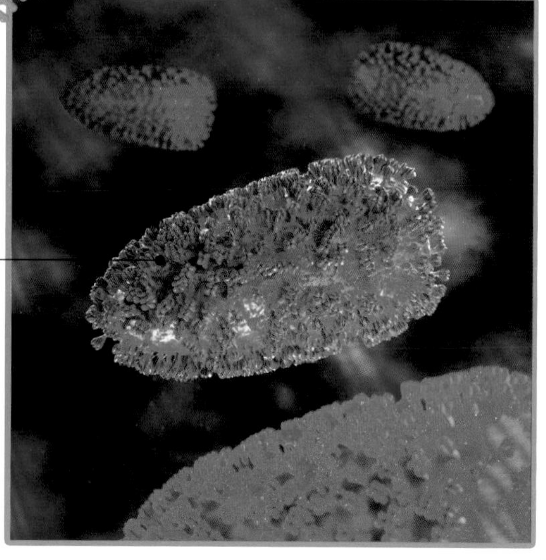

发病因素

狂犬病的发病与咬伤部位、创伤程度、伤口处理、是否及时注射疫苗等因素有关。

侵入人体

人在被病兽咬伤后，狂犬病毒会经由伤口进入人体肌肉组织，并在伤口附近繁殖。

青少年常见眼部疾病：近视

近视是一种常见的眼部疾病，多发生在青少年时期。形成近视的原因很多，遗传、发育、环境、用眼习惯等都可能诱发近视。长时间看近处物体是近视的主要诱发原因，这样做会让眼球中的睫状肌因痉挛而变得僵直，失去对晶状体形状的调节作用，当人再去看远处物体的时候，眼球就会因为无法对焦而看不到清晰的像。

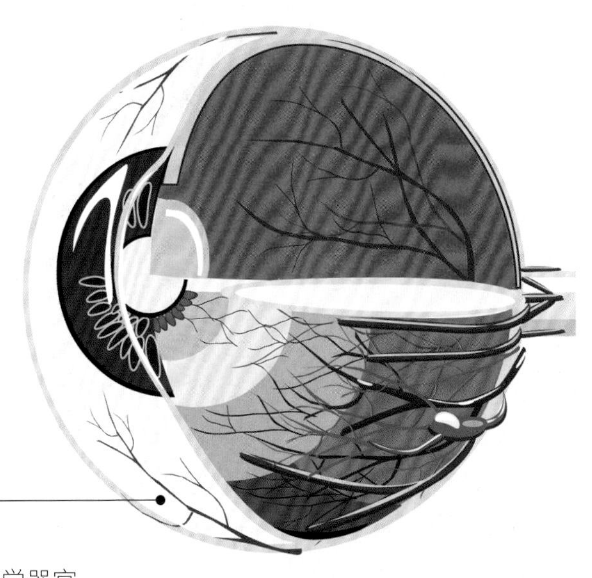

视觉器官

眼睛是人体的视觉器官。

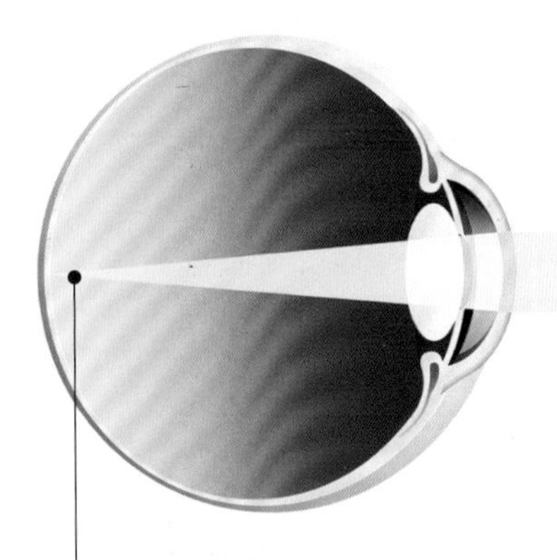

落在视网膜上

正常眼球的晶状体曲度可以使物体成像的焦点正好落在视网膜上。

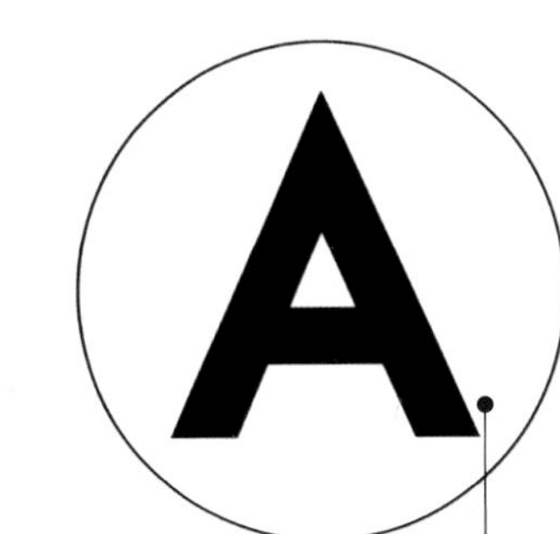

看到清晰物体

人眼中的视网膜是负责感光成像的。当光线通过晶状体折射后，落在视网膜上，人眼可看到清晰的物体。

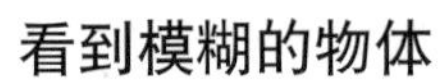

看到模糊的物体

由于物像落在视网膜前方，而无法在视网膜上呈现清晰的图像，眼睛看到的物体就会变得模糊。

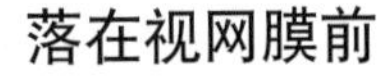

落在视网膜前

近视眼眼球中晶状体曲度变大，焦距变短，使物体成像落在视网膜前方。

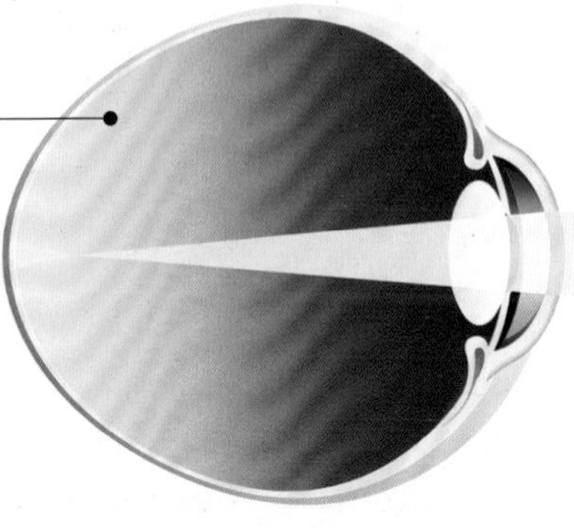

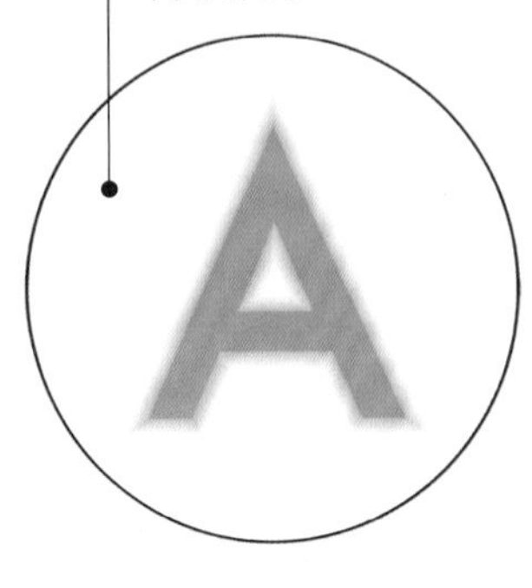

矫正视力

确认近视后，可以配戴眼镜以矫正视力，防止眼睛看不清而产生视觉疲劳。

视力测试

定期做视力测试可监测近视有无加重现象。

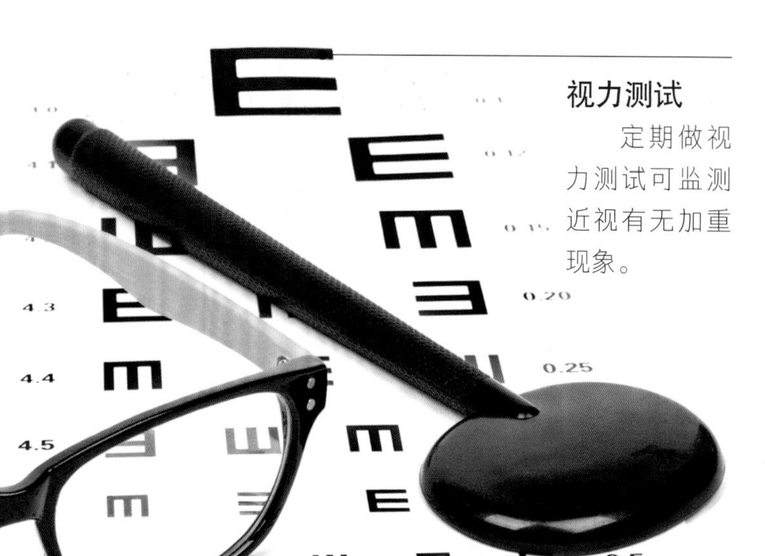

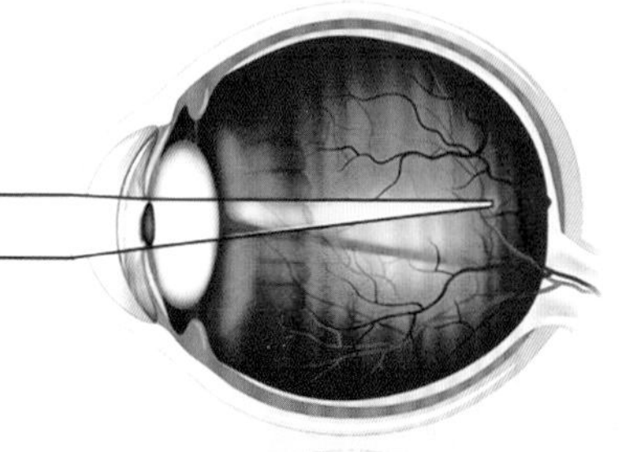

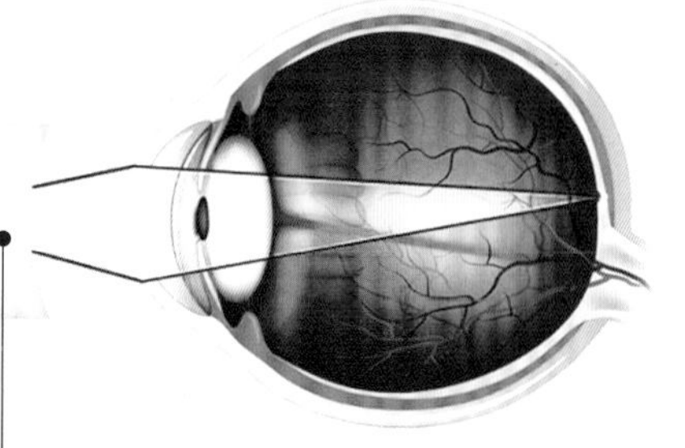

凹面镜

凹面镜有发散光线的作用，可以使物体成像距离变远，从而达到矫正近视的作用。

远视

远视是与近视相对的眼部疾病，因物体成像在视网膜后方，而导致看远处物体模糊、看近处物体更模糊的现象。远视眼可用凸透镜加以矫正。

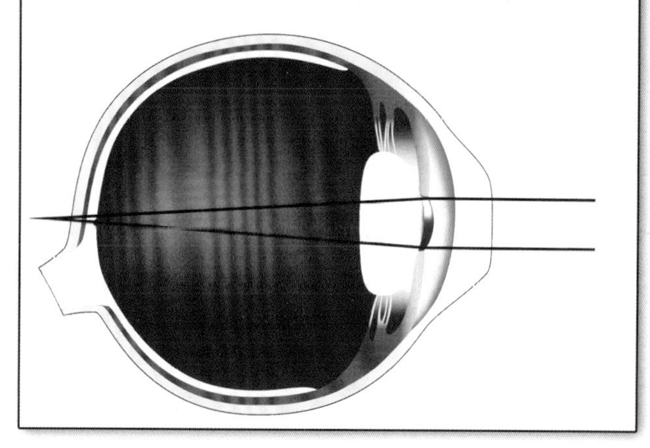

常见慢性病：高血压

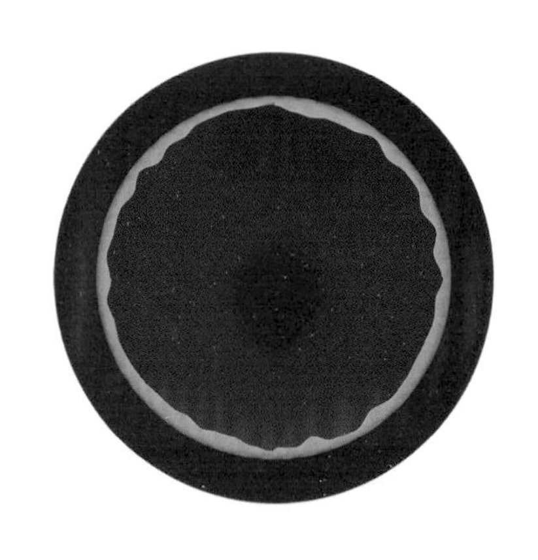

高血压是体循环动脉血压增高并超过正常血压的疾病，是一种很常见的慢性病，同时也是心脑血管疾病的主要诱发因素。高血压分原发性高血压和继发性高血压两种。遗传、环境、生活习惯等引发的血压升高属于原发性高血压；由其他疾病引起的血压升高被称为继发性高血压。

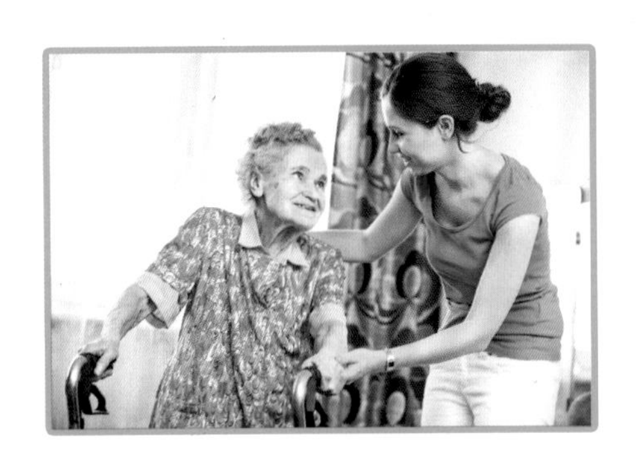

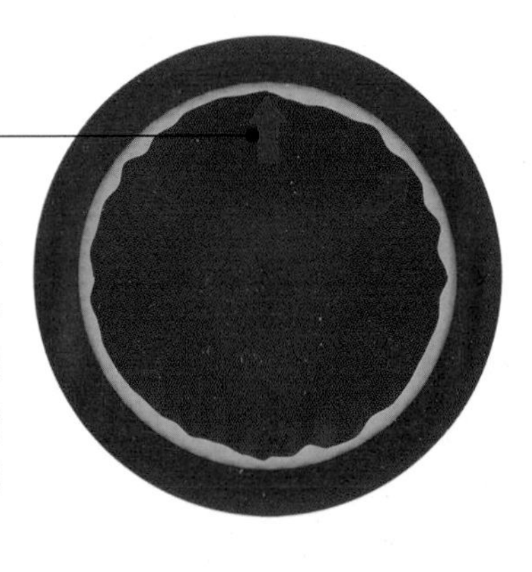

危害

高血压会对血管造成巨大压力，如不及时降压，可能会出现血管破裂出血的危险情况，这种情况出现在脑部、心脏等部位则尤为严重。

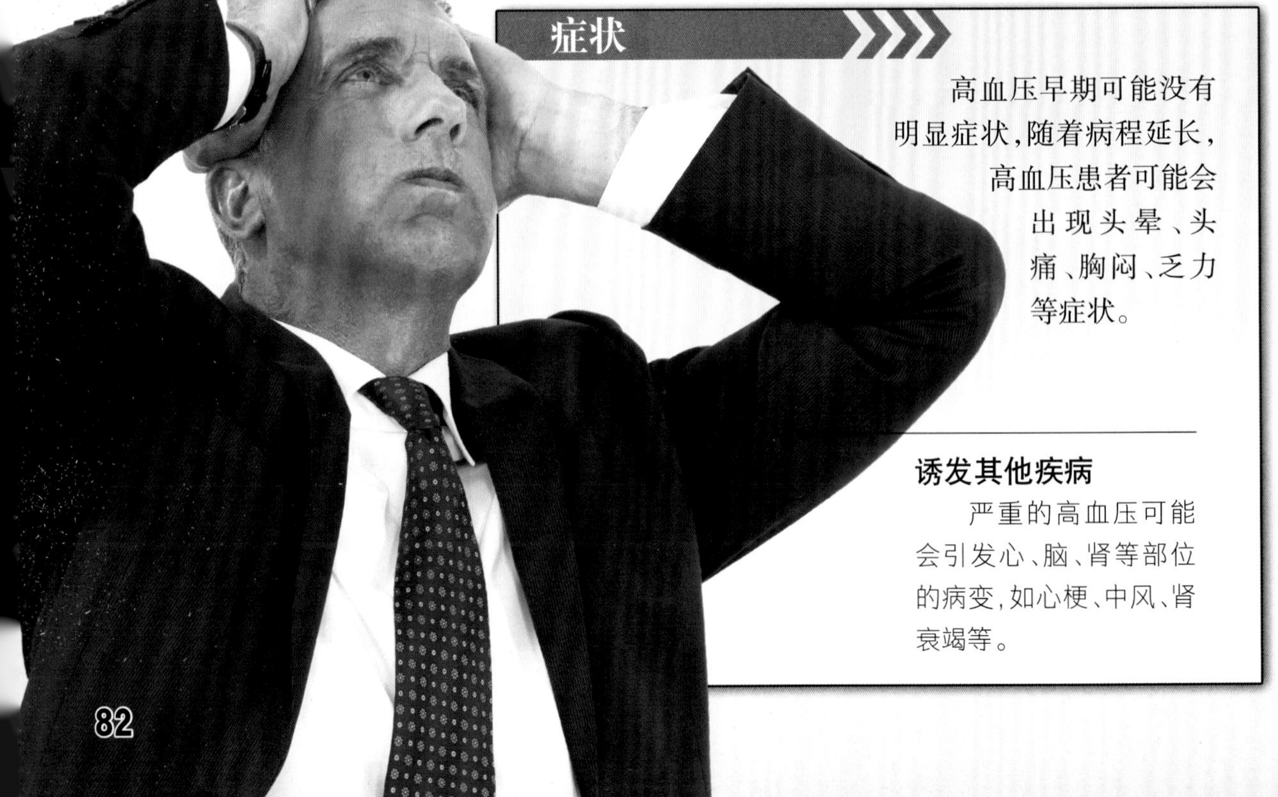

症状

高血压早期可能没有明显症状，随着病程延长，高血压患者可能会出现头晕、头痛、胸闷、乏力等症状。

诱发其他疾病

严重的高血压可能会引发心、脑、肾等部位的病变，如心梗、中风、肾衰竭等。

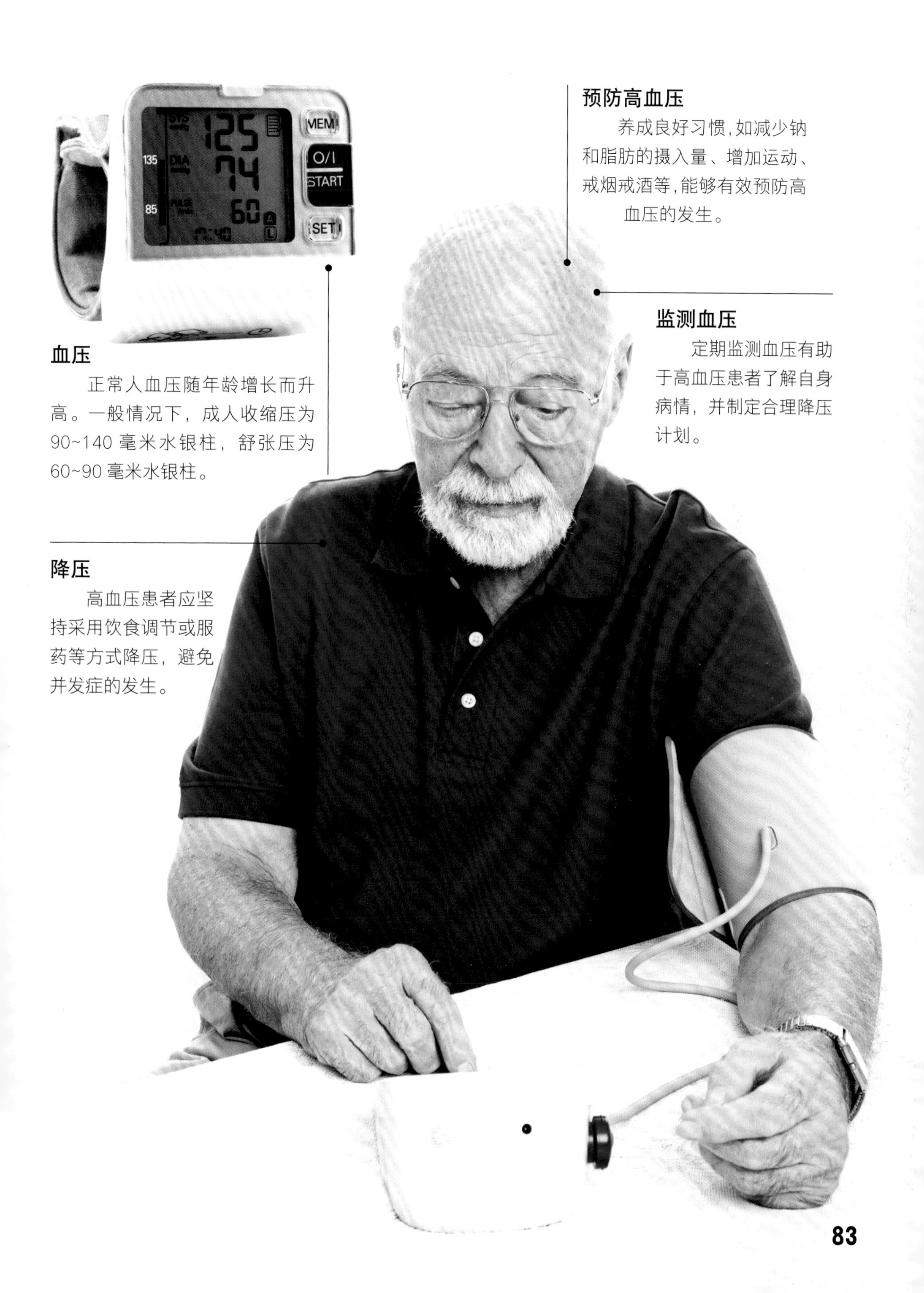

预防高血压

养成良好习惯，如减少钠和脂肪的摄入量、增加运动、戒烟戒酒等，能够有效预防高血压的发生。

血压

正常人血压随年龄增长而升高。一般情况下，成人收缩压为90~140毫米水银柱，舒张压为60~90毫米水银柱。

监测血压

定期监测血压有助于高血压患者了解自身病情，并制定合理降压计划。

降压

高血压患者应坚持采用饮食调节或服药等方式降压，避免并发症的发生。

循环系统疾病：心脏病

心脏病是一种比较常见的循环系统疾病，心脏病会严重影响循环系统的功能，导致全身氧气和营养供应出现问题，进而影响患者的体力和活动能力。心脏病可分为两种，一种是先天性心脏病；另一种是后天性心脏病。

重要器官

心脏就像是人体中的发动机，心脏一刻不停地工作，生命活动才得以进行。

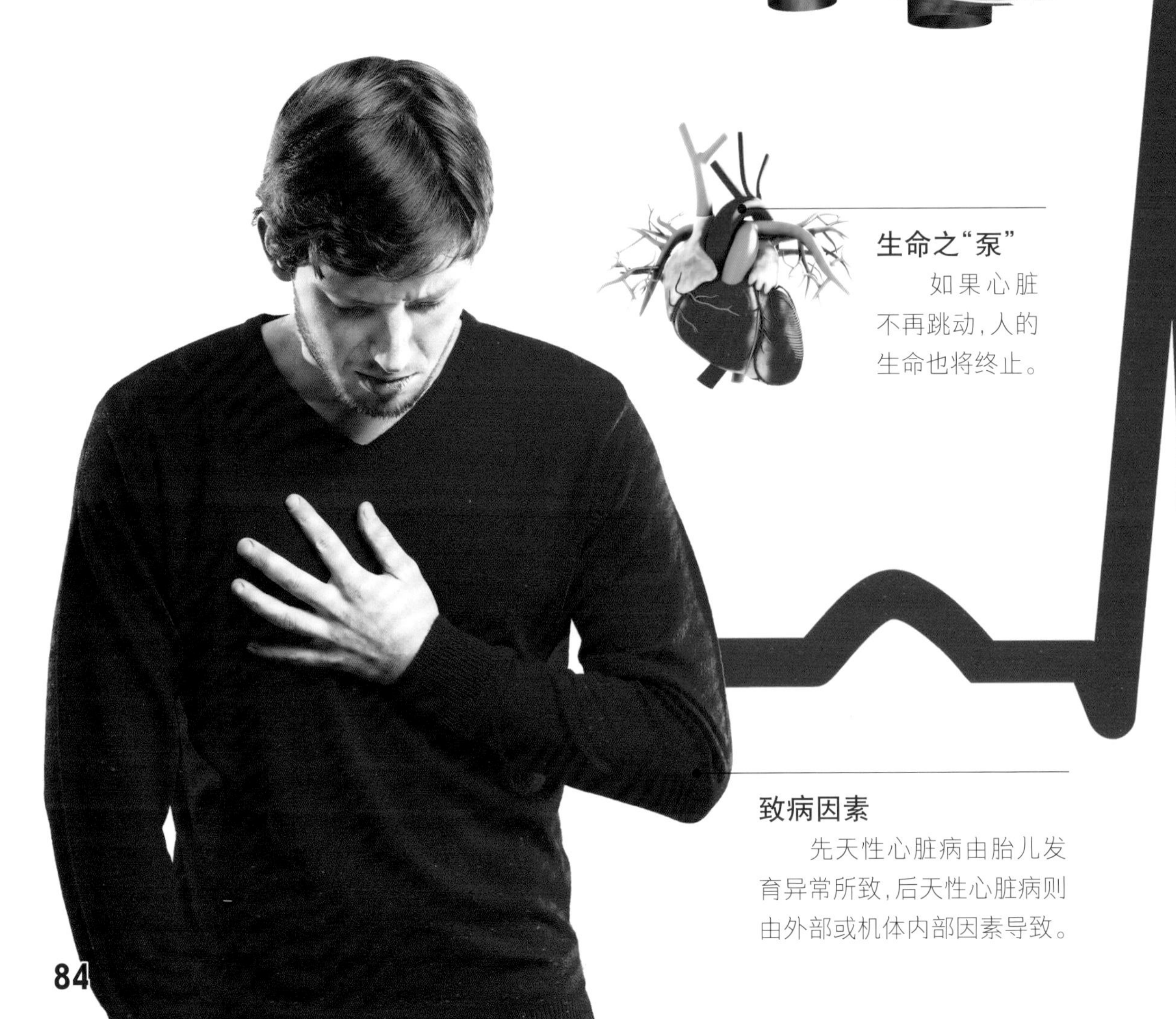

生命之“泵”

如果心脏不再跳动，人的生命也将终止。

致病因素

先天性心脏病由胎儿发育异常所致，后天性心脏病则由外部或机体内部因素导致。

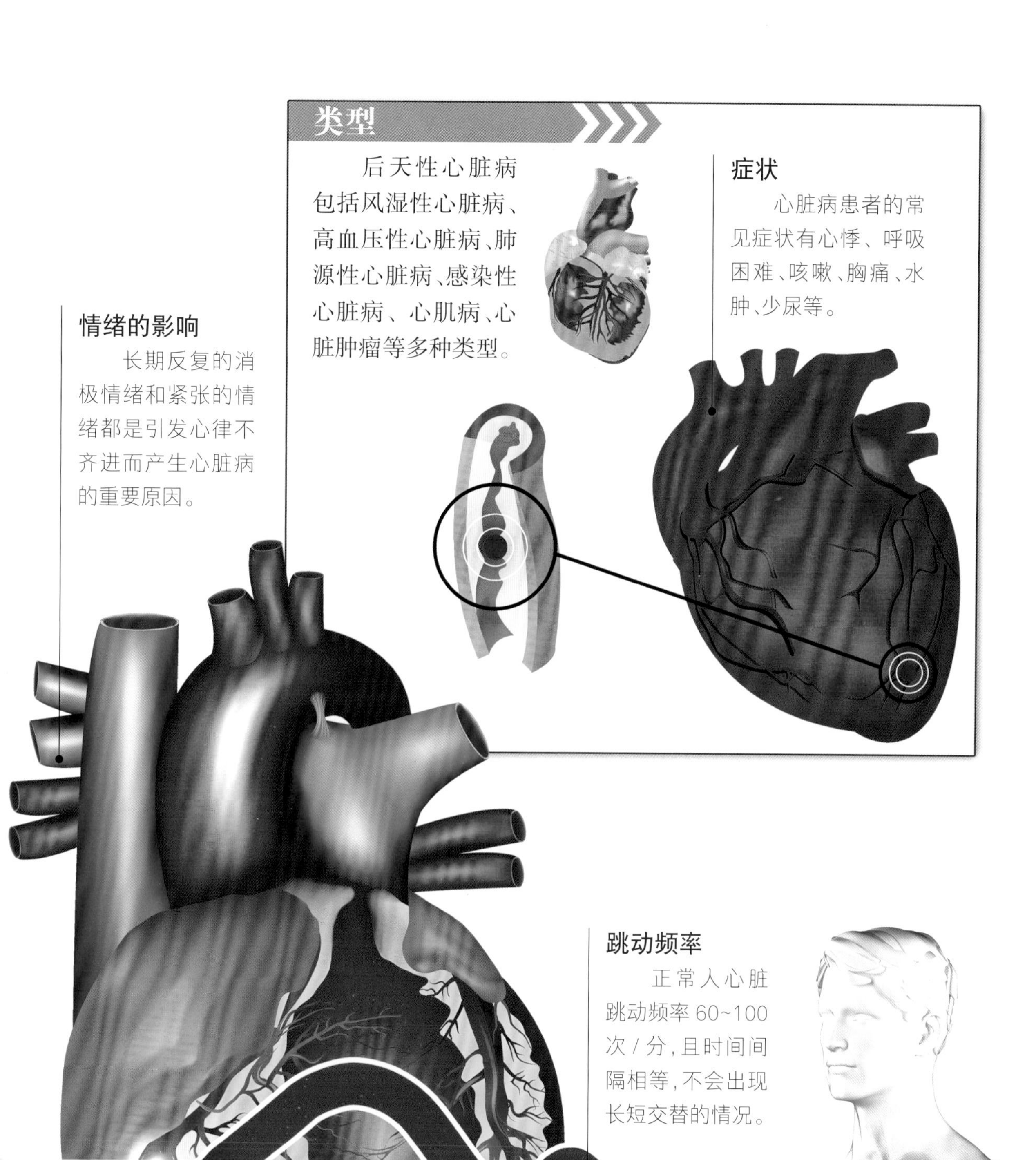

类型

后天性心脏病包括风湿性心脏病、高血压性心脏病、肺源性心脏病、感染性心脏病、心肌病、心脏肿瘤等多种类型。

症状

心脏病患者的常见症状有心悸、呼吸困难、咳嗽、胸痛、水肿、少尿等。

情绪的影响

长期反复的消极情绪和紧张的情绪都是引发心律不齐进而产生心脏病的重要原因。

跳动频率

正常人心脏跳动频率 60~100 次 / 分，且时间间隔相等，不会出现长短交替的情况。

重要性

心脏的健康在很大程度上影响人的全身健康状况。

代谢性疾病：糖尿病

糖尿病是一种代谢性疾病，以高血糖为主要特征。人体内胰腺中的胰岛素具有降低血糖的作用，当胰岛素分泌出现缺陷或胰腺功能受损时，人体内的血糖得不到有效控制，就会引发高血糖。遗传、环境、个人进食习惯、运动量等因素是糖尿病发病的主要影响因素。

作用

正常情况下，胰岛素将血液中的葡萄糖转化成糖元。糖元能储存在人体中，以备不时之需。

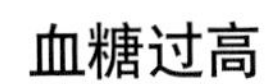

血糖过高

如果胰岛素不足，血糖过高，糖就会随尿液排出，引发糖尿病。

测量血糖

血糖值是诊断糖尿病的唯一标准，测量血糖应取静脉血进行测量。

血糖

人的正常血糖值为空腹时低于 6.1mmol/L，餐后两小时低于 7.8mmol/L。

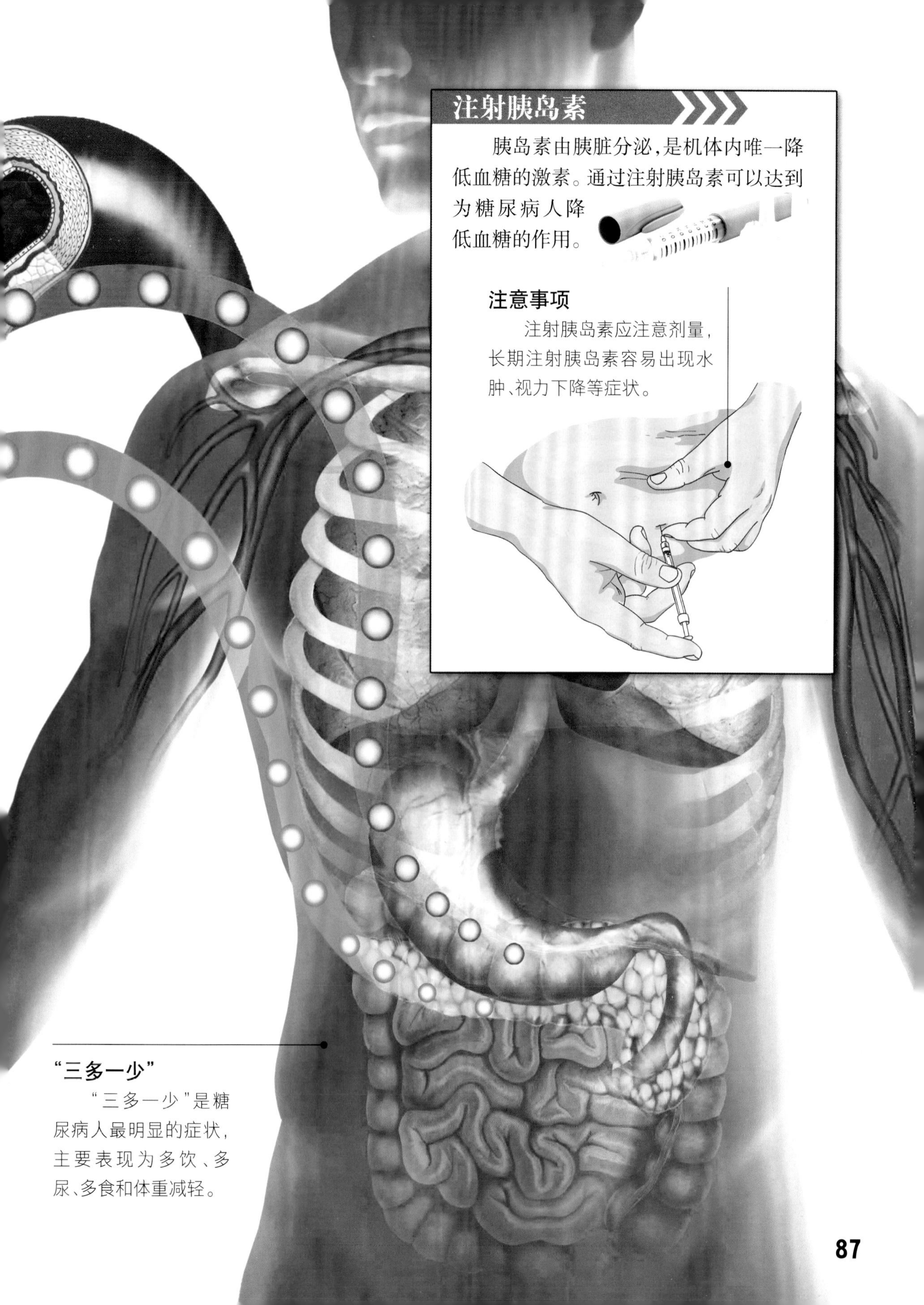

注射胰岛素

胰岛素由胰脏分泌，是机体内唯一降低血糖的激素。通过注射胰岛素可以达到为糖尿病人降低血糖的作用。

注意事项

注射胰岛素应注意剂量，长期注射胰岛素容易出现水肿、视力下降等症状。

“三多一少”

“三多一少”是糖尿病人最明显的症状，主要表现为多饮、多尿、多食和体重减轻。

健康“杀手”：癌症

癌症是指起源于上皮组织的恶性肿瘤，是恶性肿瘤中最常见的一类。与良性肿瘤相比，恶性肿瘤生长速度快，易发生出血、坏死、溃疡等，造成人体消瘦、无力、食欲不振，甚至导致患者死亡。

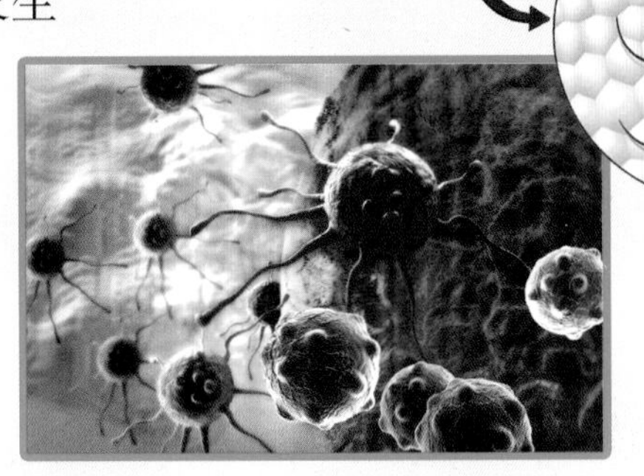

癌细胞形成

在致癌因素作用下，某些健康细胞“叛变”，变成癌细胞。

生长

癌细胞一旦形成，会快速生长，并侵蚀其他健康细胞。

扩散

癌细胞达到一定数量后，会扩散转移至其他脏器。

多器官癌变

癌细胞一旦扩散，可能造成人体多器官癌变，一旦病情发展到这一步，将很难控制。

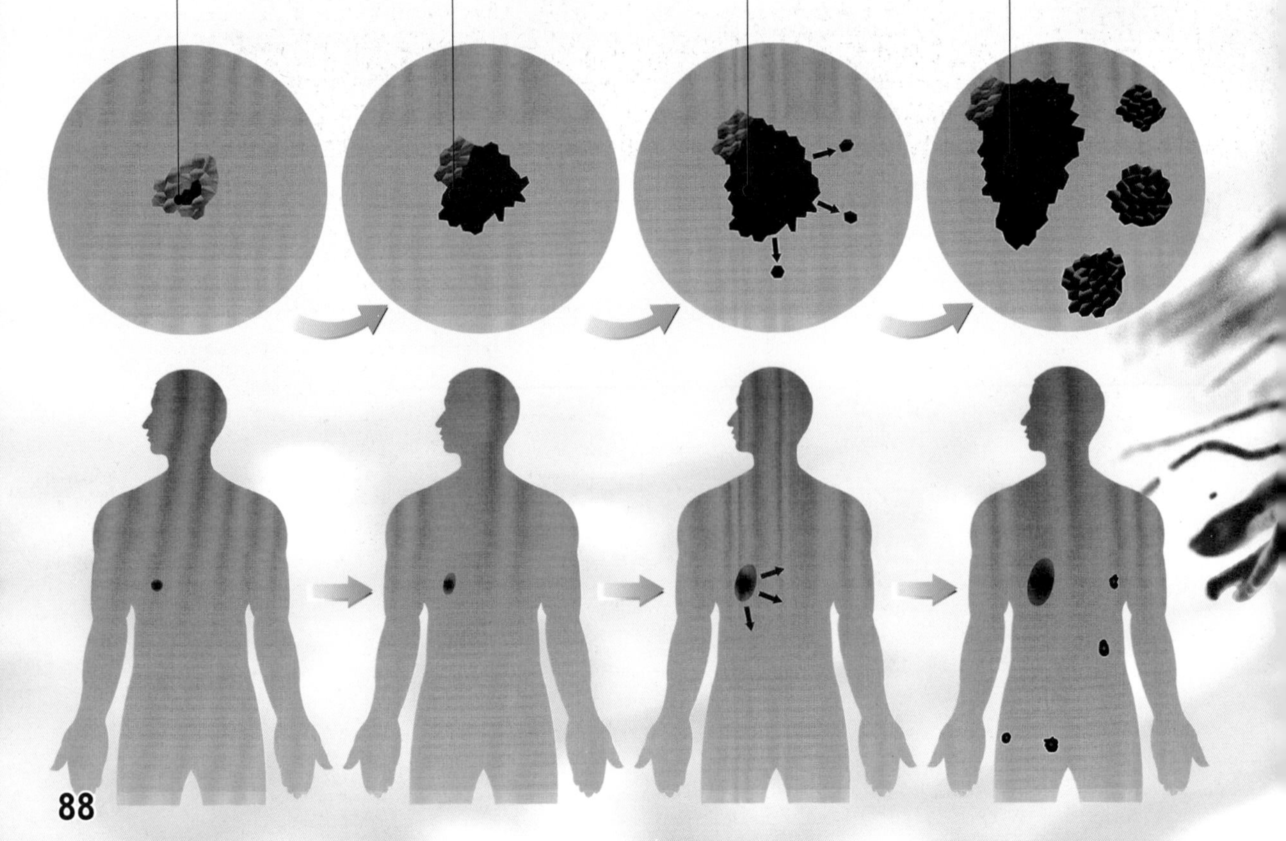

治疗

目前，对于癌症的治疗有手术治疗、化学治疗、放射线治疗、靶向治疗、免疫疗法、中药治疗等多种方法。

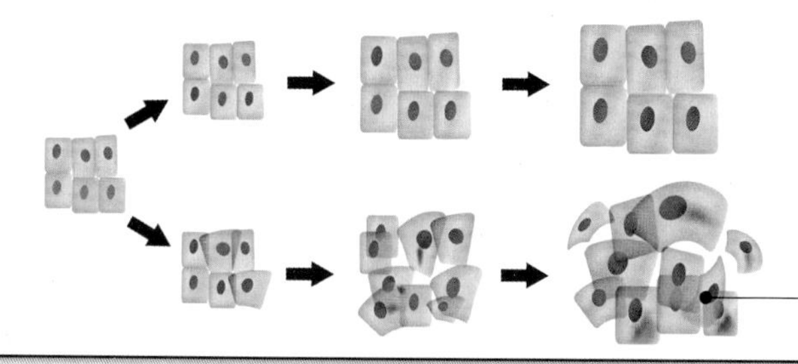
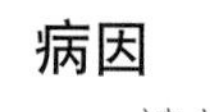

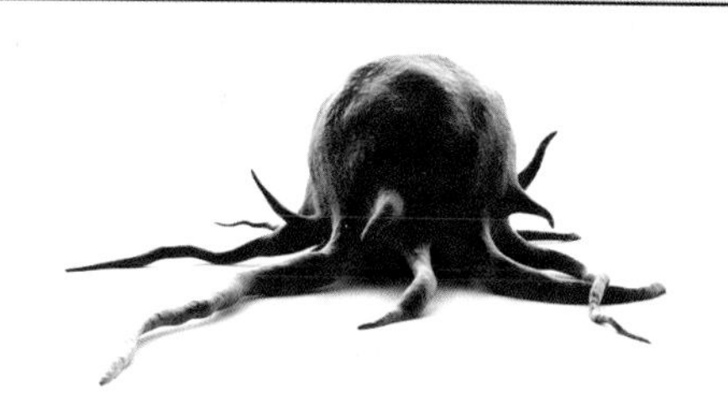

难度

癌症的治疗难度较大，一旦发展到晚期，几乎无治愈可能。

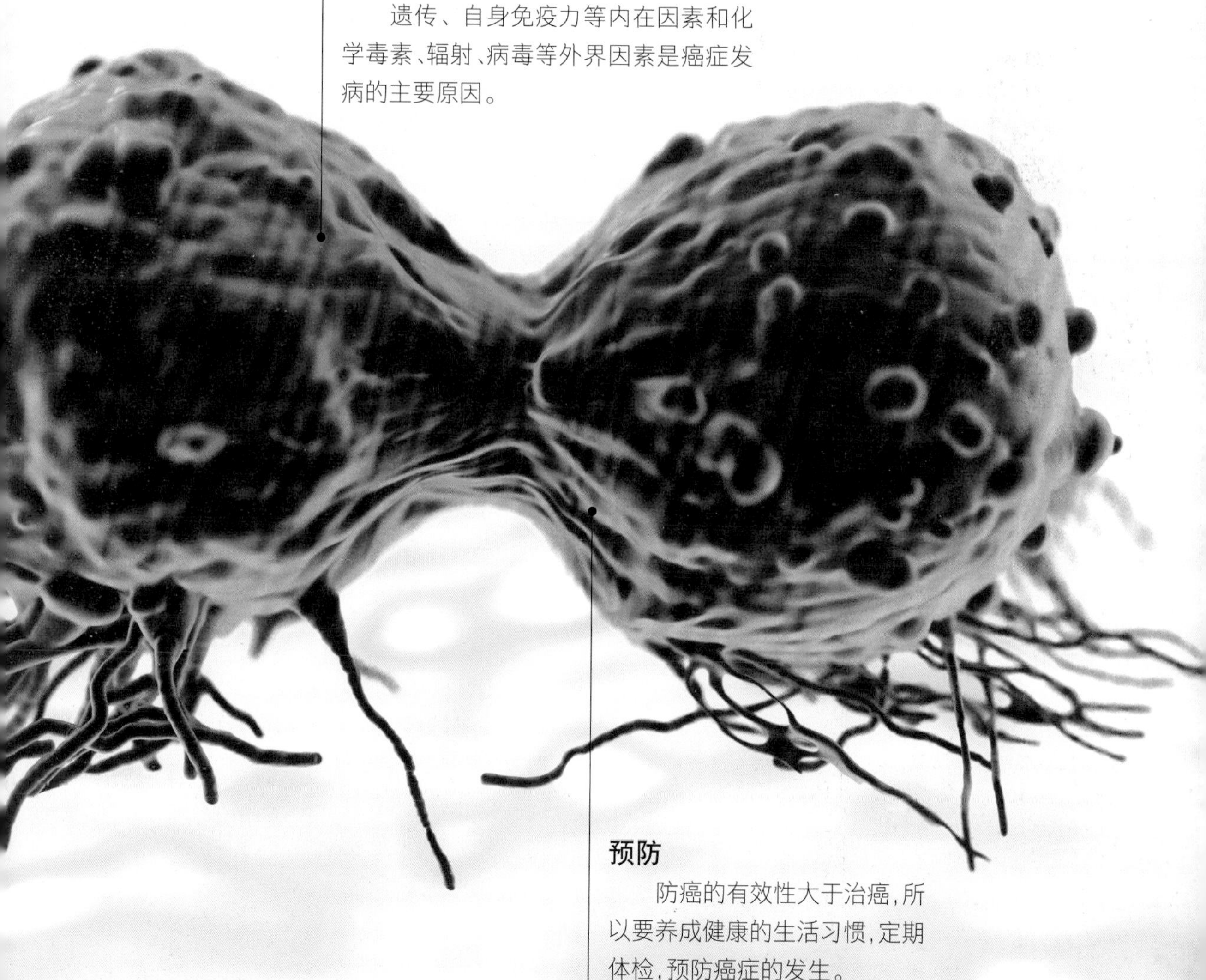

病因

遗传、自身免疫力等内在因素和化学毒素、辐射、病毒等外界因素是癌症发病的主要原因。

预防

防癌的有效性大于治癌，所以要养成健康的生活习惯，定期体检，预防癌症的发生。

大意惹的祸：食物中毒

食物中毒是指患者因为吃了被细菌或细菌毒素污染的食物，或所吃食物本身含有毒素而引发的急性中毒性疾病。食物中毒的症状主要表现为恶心、呕吐、腹痛、腹泻等。此外，不同类型的食物中毒还会有其他不同的症状。

预防

注意个人卫生、注意食物和水的洁净、不吃不明食物等方法可有效预防食物中毒。

危害

食物中的毒素主要通过消化系统作用于人体，对消化系统危害较大。

抵御

消化系统有一定的杀菌能力，但是如果细菌过多或毒性太强，消化系统也会“束手无策”。

剧烈腹痛

剧烈腹痛是食物中毒后的典型症状之一，这是胃部遭遇细菌或毒素侵害的反应，对人有提示作用。

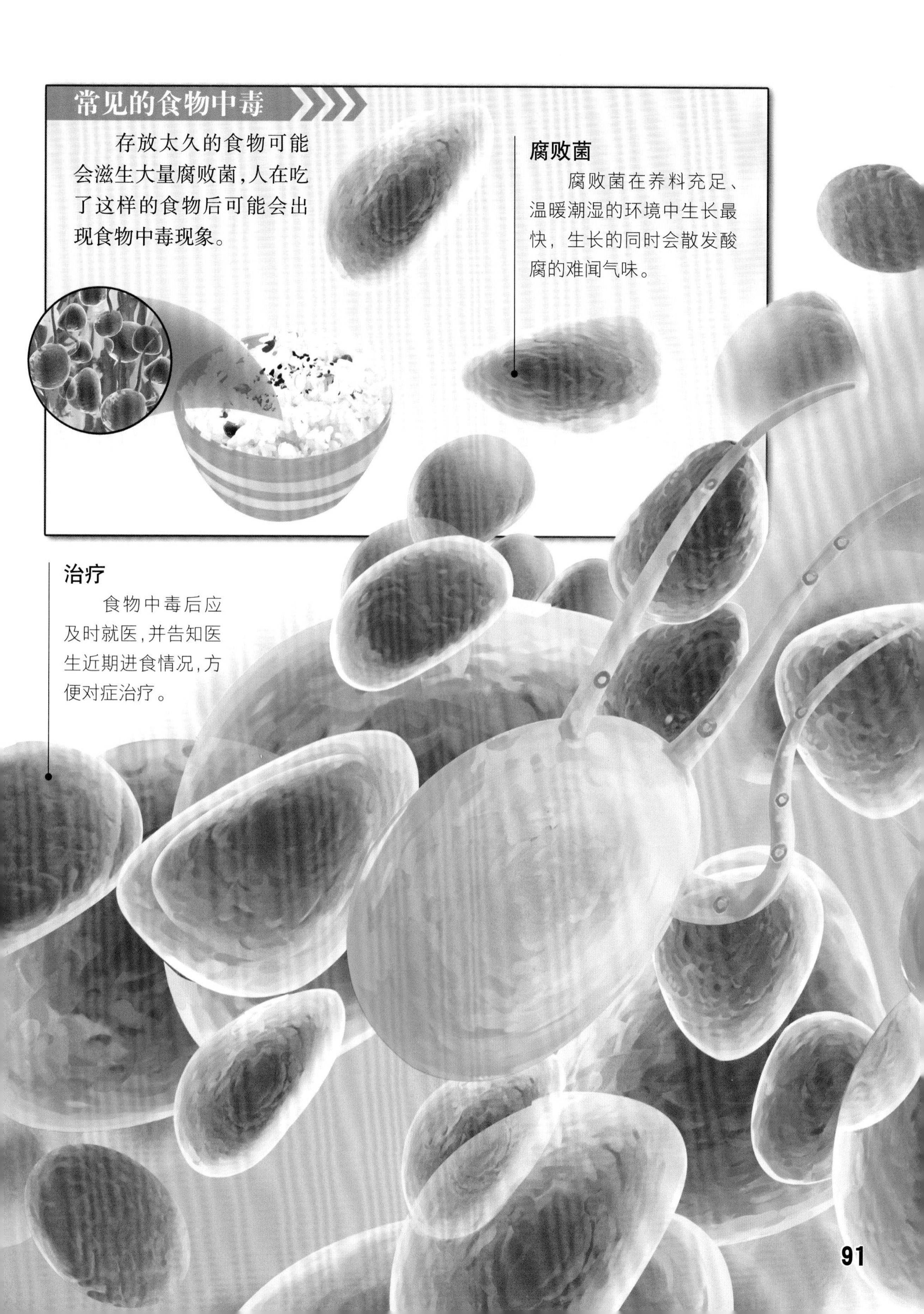

常见的食物中毒

存放太久的食物可能会滋生大量腐败菌，人在吃了这样的食物后可能会出现食物中毒现象。

腐败菌

腐败菌在养料充足、温暖潮湿的环境中生长最快，生长的同时会散发酸腐的难闻气味。

治疗

食物中毒后应及时就医，并告知医生近期进食情况，方便对症治疗。

隐形恶魔：心理疾病

心理疾病是一种由精神干扰导致的一系列思维、情感、行为发生偏离社会生活规范的现象。心理疾病是一种隐形的疾病，普通的医疗检测并不能直接发现这种疾病的存在。心理疾病包括感觉障碍、思维障碍、情感障碍、行为障碍、智力障碍、人格障碍等不同类型。

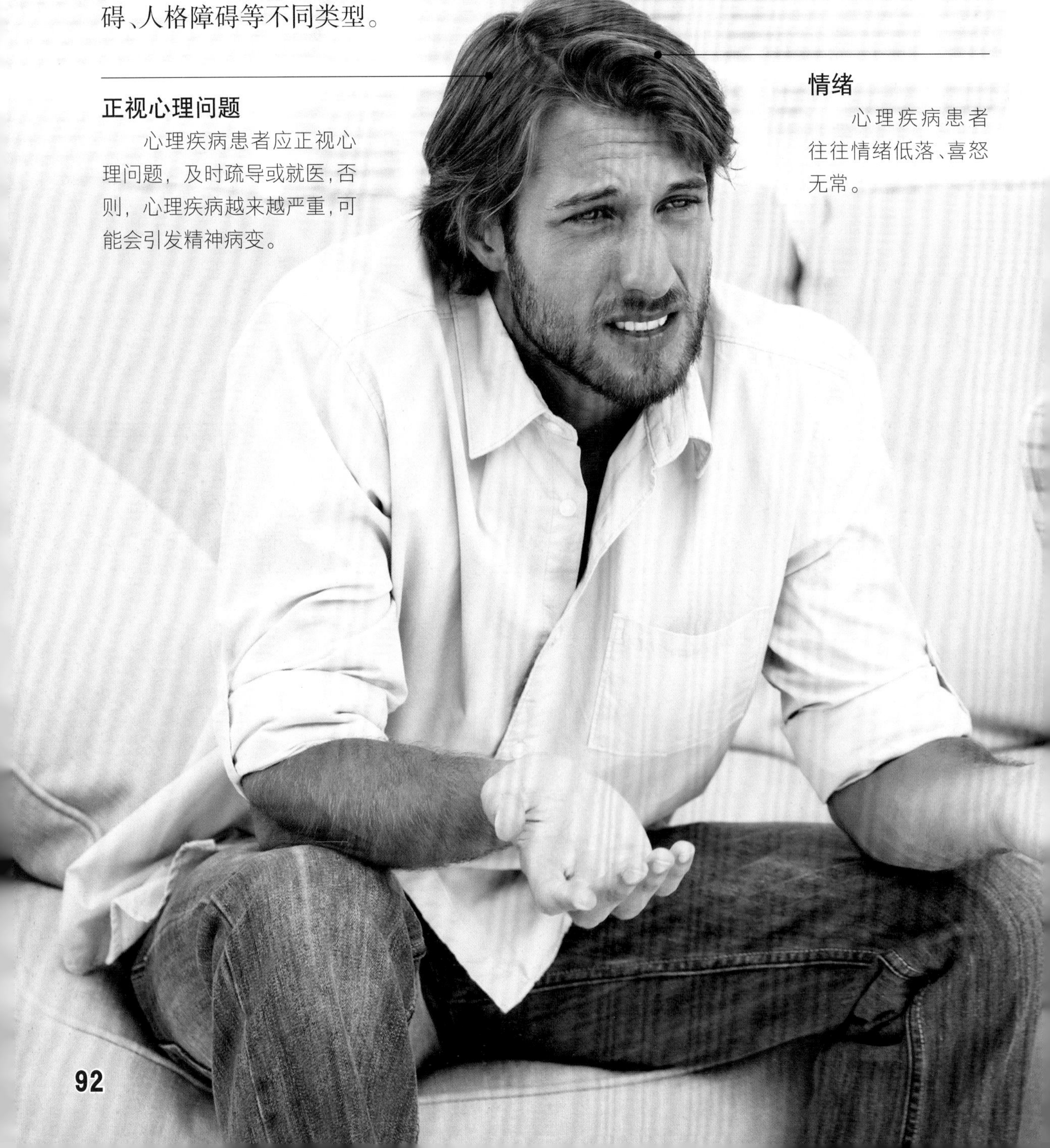

正视心理问题

心理疾病患者应正视心理问题，及时疏导或就医，否则，心理疾病越来越严重，可能会引发精神病变。

情绪

心理疾病患者往往情绪低落、喜怒无常。

诱发因素

生活环境、社会关系、情感、情绪等都有可能成为心理疾病的诱因。

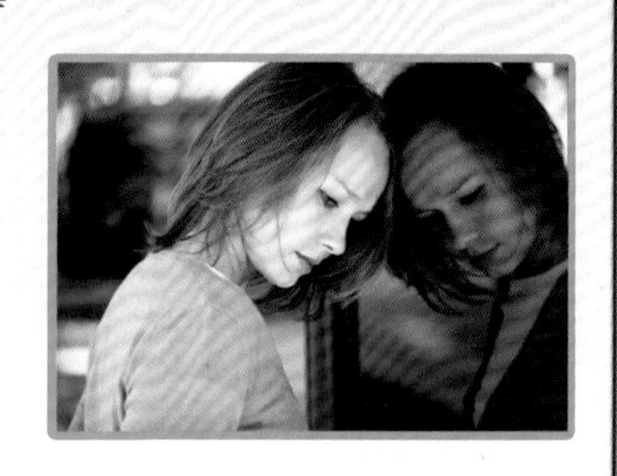

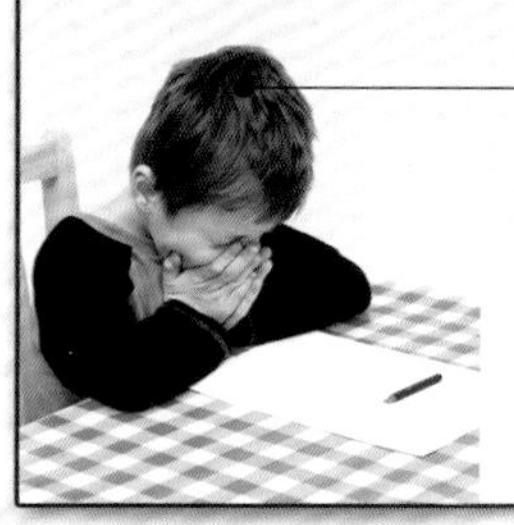

关注儿童

对于儿童，应时刻关注其心理状况，保证其健康成长。

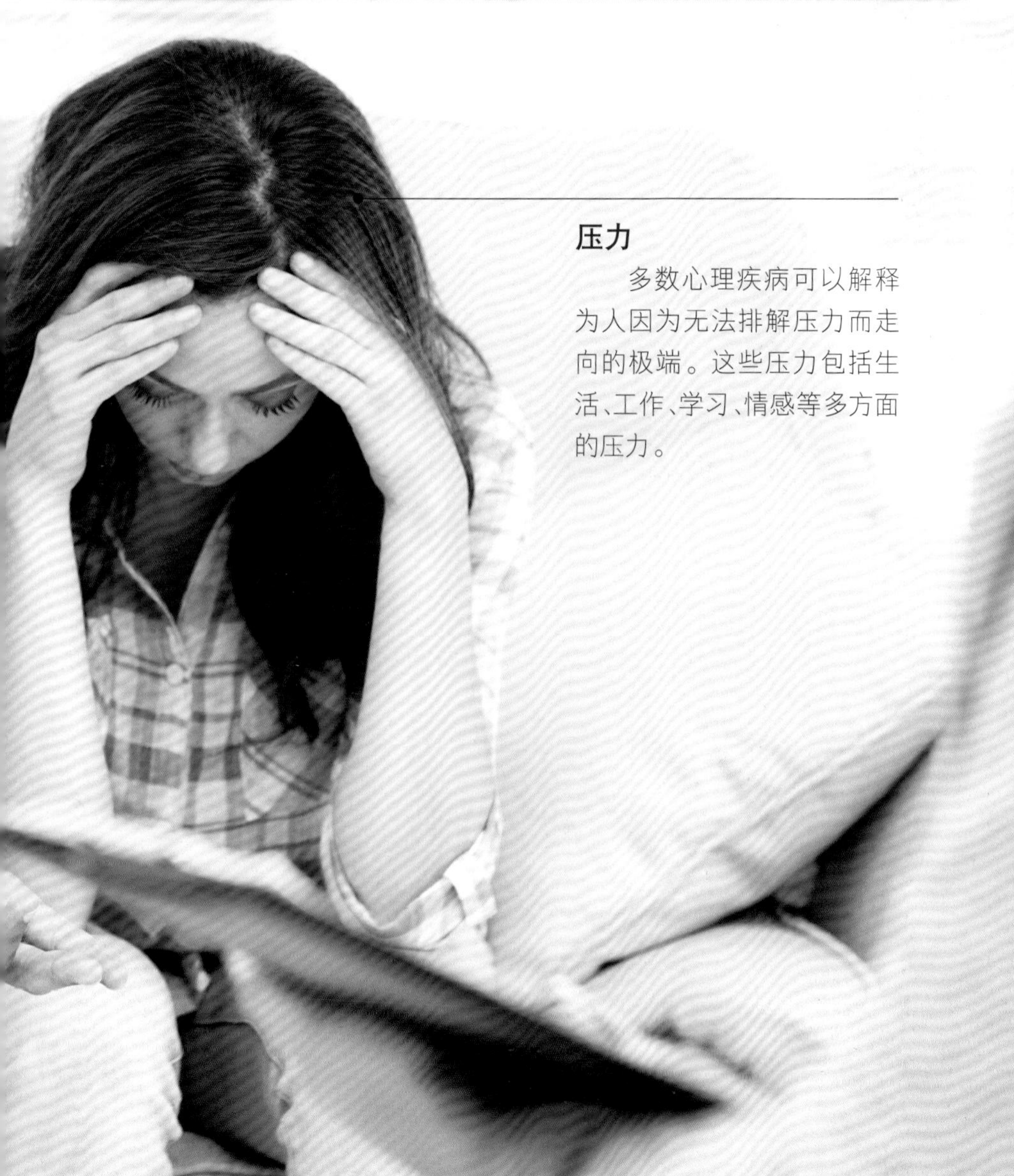

压力

多数心理疾病可以解释为人因为无法排解压力而走向的极端。这些压力包括生活、工作、学习、情感等多方面的压力。

疾病克星:医疗技术

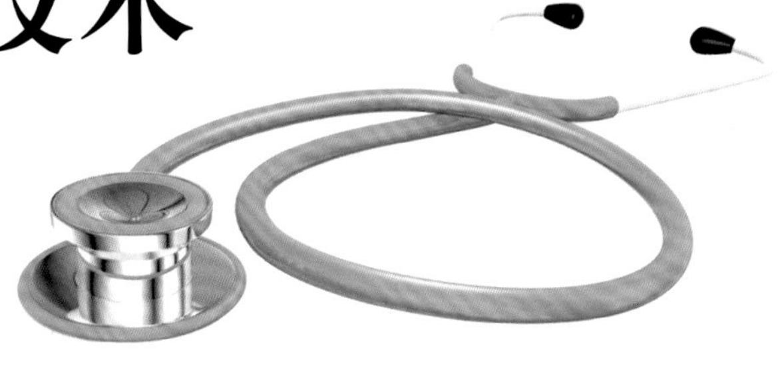

医疗技术是医疗机构及医务人员为消除疾病、缓解病情、减轻痛苦、延长生命、帮助患者恢复健康而采取的诊断、治疗措施。随着科学技术的进步,医疗技术也正在向更发达的方向发展。常见的诊断措施包括化验、器械检测等,常见的治疗措施包括药物治疗、手术治疗等。

药物治疗

药物治疗是在治疗或预防疾病过程中常用的方法之一,具有方便快捷、容易操作等优点。

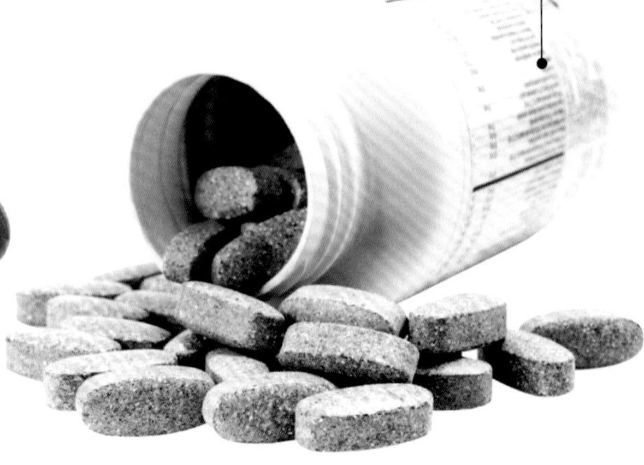

血常规化验

血常规化验是疾病诊断的辅助手段,也是很常用的一种手段。

本质

药物治疗的本质是通过外力向机体提供用于对抗疾病的物质。例如,注射青霉素就是一种典型的药物治疗行为。

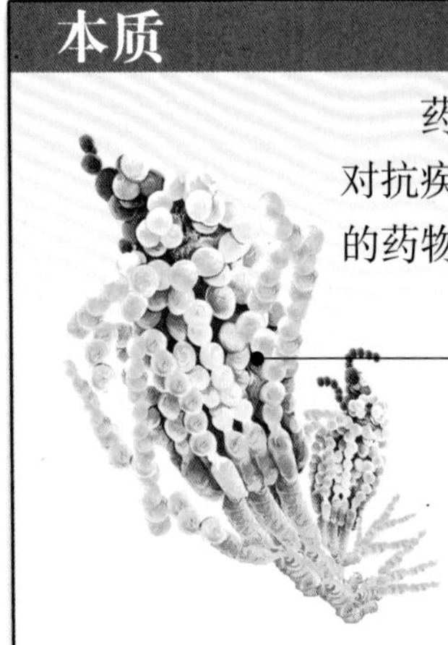

青霉素

青霉素是从青霉菌中提炼出的抗生素,可杀灭多种有害病菌。

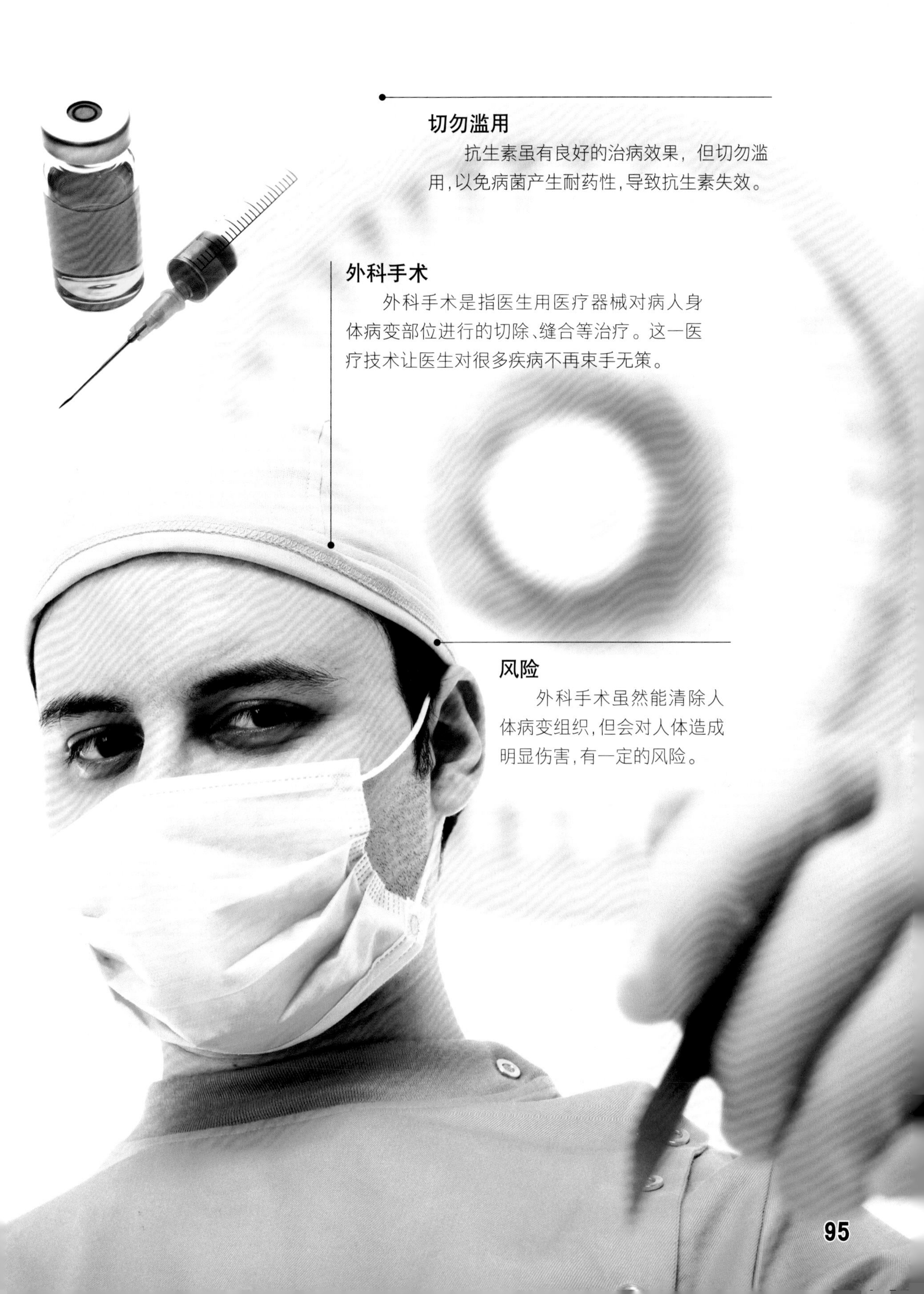

切勿滥用

抗生素虽有良好的治病效果，但切勿滥用，以免病菌产生耐药性，导致抗生素失效。

外科手术

外科手术是指医生用医疗器械对病人身体病变部位进行的切除、缝合等治疗。这一医疗技术让医生对很多疾病不再束手无策。

风险

外科手术虽然能清除人体病变组织，但会对人体造成明显伤害，有一定的风险。